Dr. Georg Keller Marie-Therese Zierau

Knaur

Hilfe bei AD(H)S

3., völlig überarbeitete Neuauflage

- Die neue, sanfte Nährstofftherapie
- Für Zappelphilipp-Kinder und kleine Träumer
- Mit Special: Legasthenie

www.knaur-ratgeber.de

Inhalt

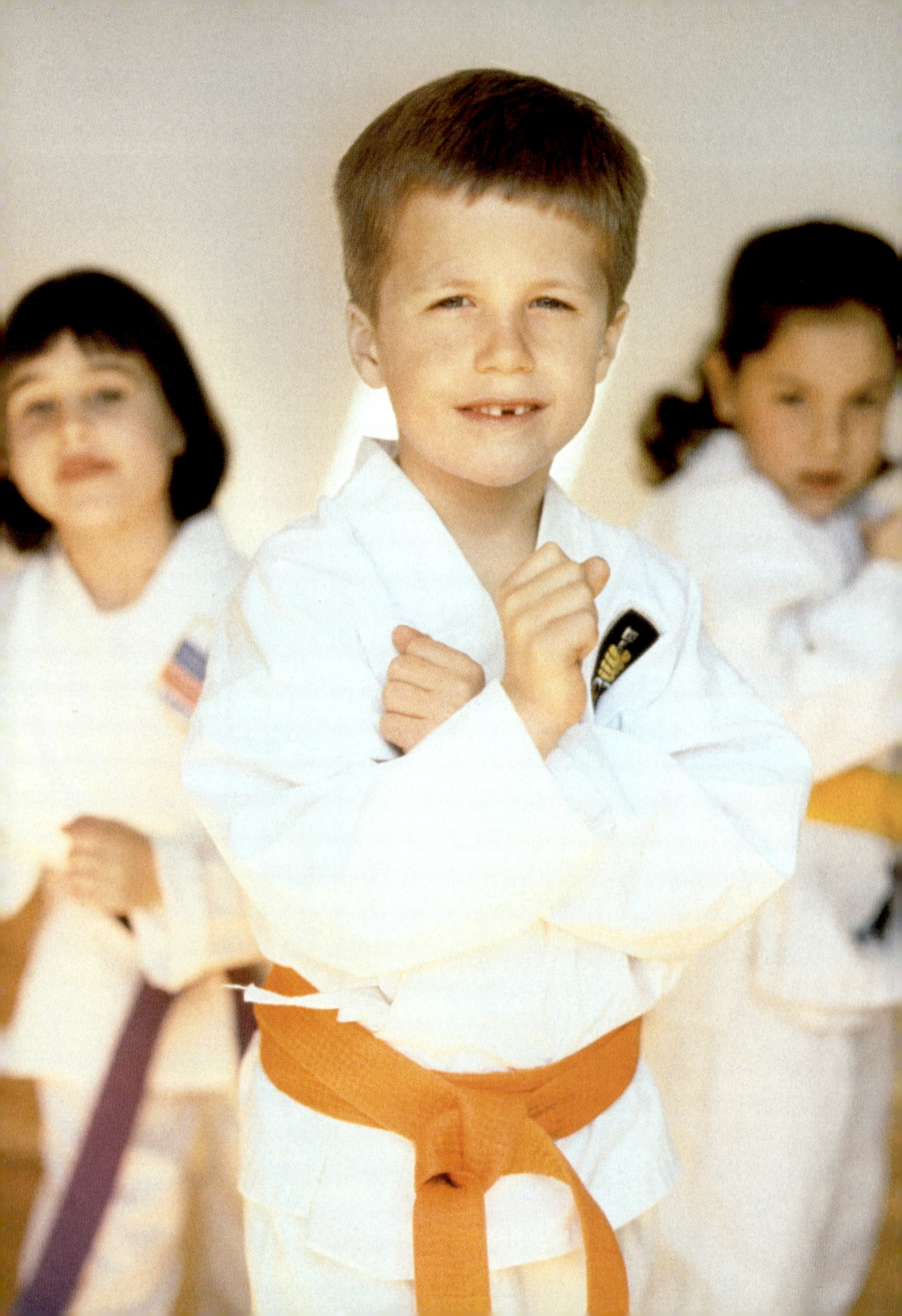

Geleitwort

Liebe Leserin, lieber Leser!

Hinter der Bezeichnung AD(H)S verbirgt sich ein komplexes Störungsbild, das in seiner Erscheinung individuell unterschiedlich ausgeprägt ist. Die sorgfältige Diagnose ist bei AD(H)S unabdingbar für eine gezielte und erfolgreiche Behandlung. Sie sollte nach den international gültigen Diagnoseschemata ICD 10 bzw. DSM IV* erfolgen und nicht nur die spezifischen Symptome wie Aufmerksamkeitsstörungen, Impulsschwäche und Hyperaktivität erfassen, sondern unbedingt auch körperliche Untersuchungen beinhalten.

AD(H)S ist in erster Linie eine genetische Veranlagung. Die individuelle Ausprägung der Störung hängt von vielen beteiligten Faktoren ab, die einzeln zu beeinflussen sind. Auch wenn eine noch so sorgfältig geplante Behandlung ein AD(H)S nicht »ausheilen« kann, so kann sie doch die Entwicklungschancen und die Lebensqualität der Betroffenen erheblich verbessern und zur Entlastung des sozialen Umfeldes beitragen. Erfahrungen der langjährigen Arbeit unseres Verbandes zeigen, wie enorm wichtig es ist, individuelle AD(H)S-Verstärker herauszufinden und sie so weit wie möglich zu reduzieren. Das können psychosoziale Spannungen, Reizüberflutung, unstrukturierter Alltag und Schulstress genauso sein wie Nahrungsmittelunverträglichkeiten oder Stoffwechselprobleme.

Wie einige Studien inzwischen belegen, müssen hierbei auch Mikronährstoff-Defizite in Betracht gezogen werden. Eltern beschreiben immer wieder deutliche Verbesserungen der AD(H)S-Symptomatik ihrer Kinder nach Substitution von (individuell unterschiedlichen) defizitären Substanzen. Um solche wichtigen Erfahrungen wissenschaftlich zu untermauern, ist weitere Forschung unbedingt nötig. Das vorliegende Buch führt in diese Thematik ein und ist hervorragend geeignet, die Diskussion in diesem Bereich voranzubringen.

Im Februar 2006

Renate Meyer, *Bundesverband Arbeitskreis Überaktives Kind e.V., Berlin*

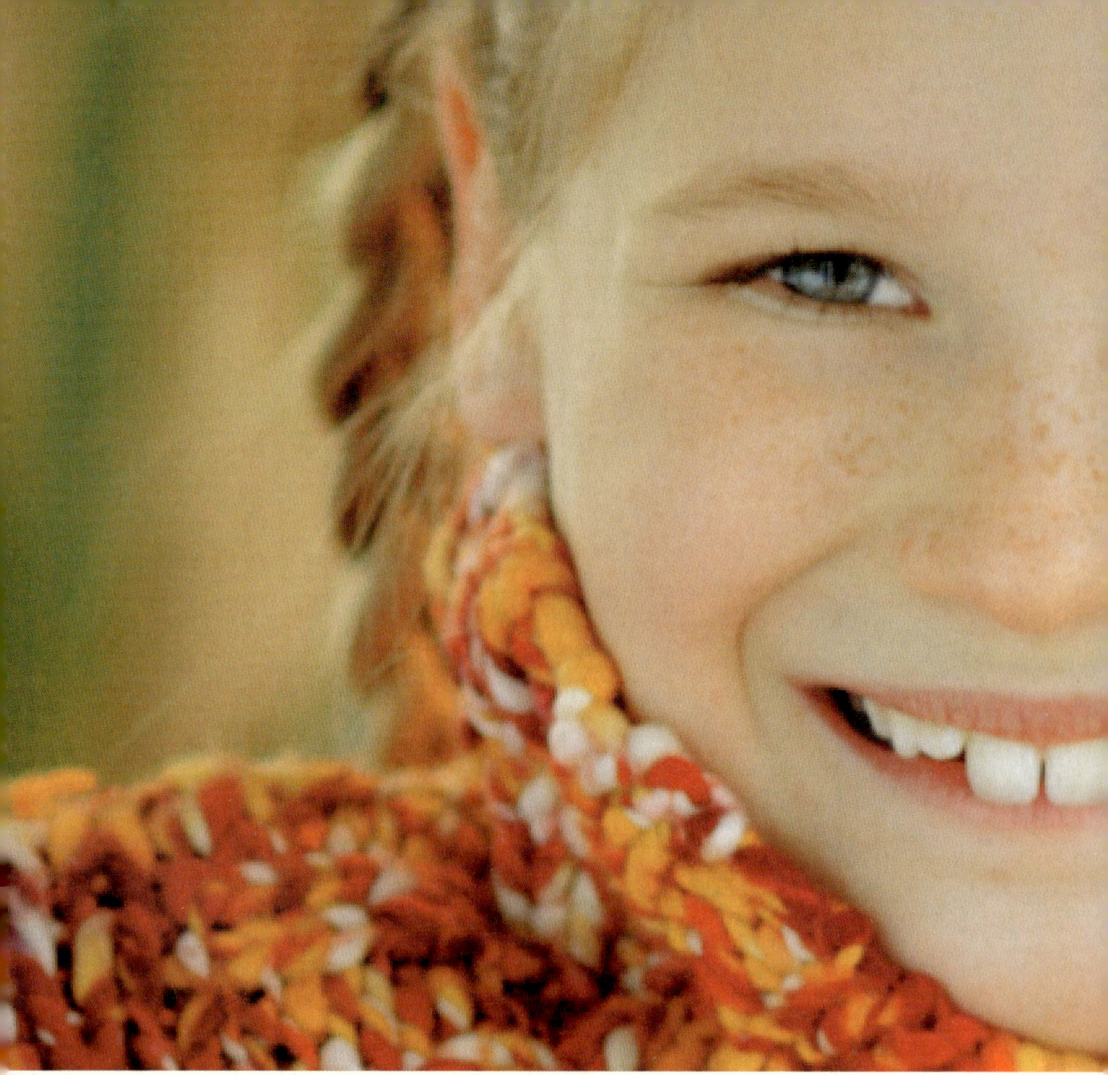

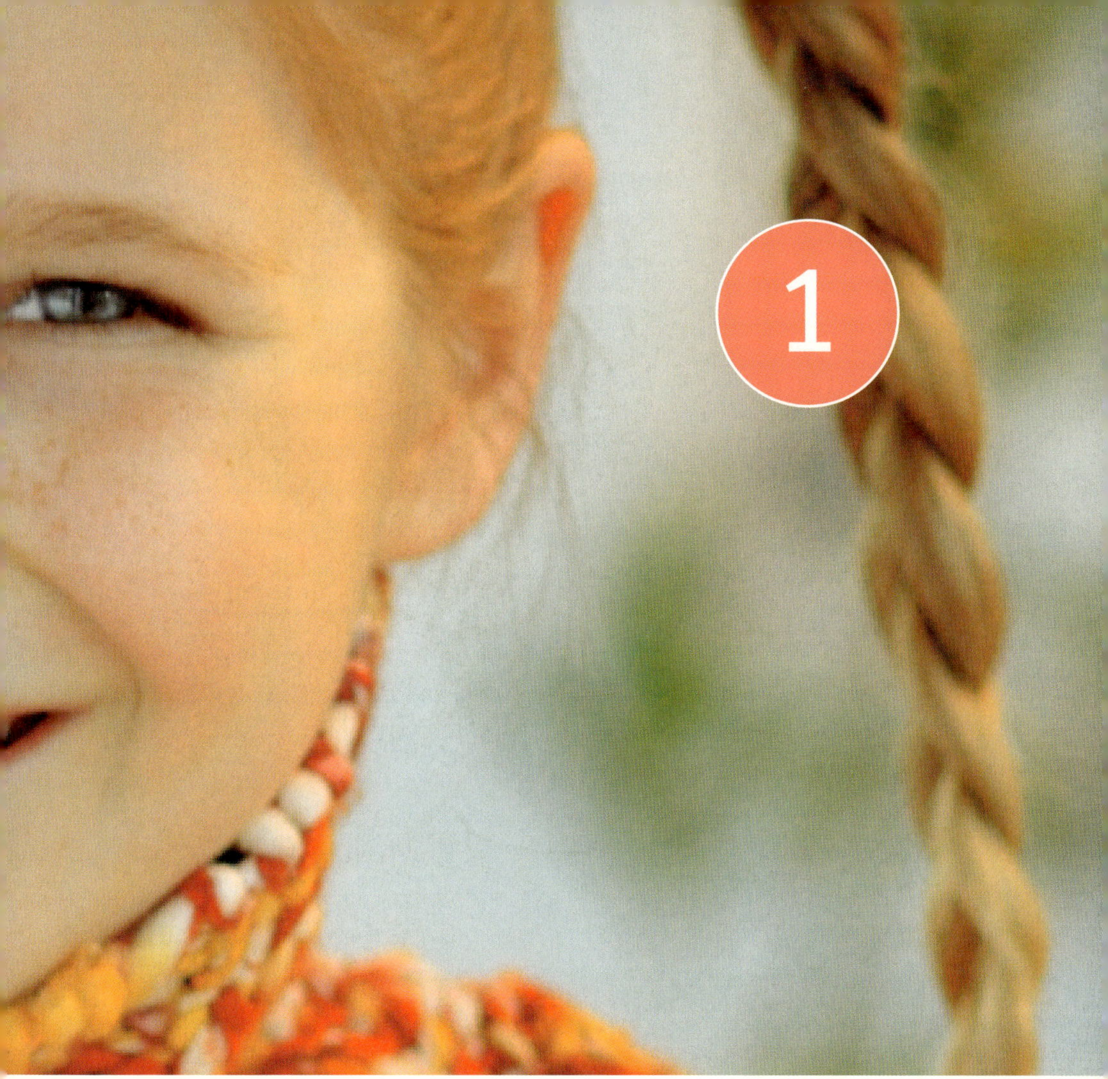

1

AD(H)S (er)kennen …

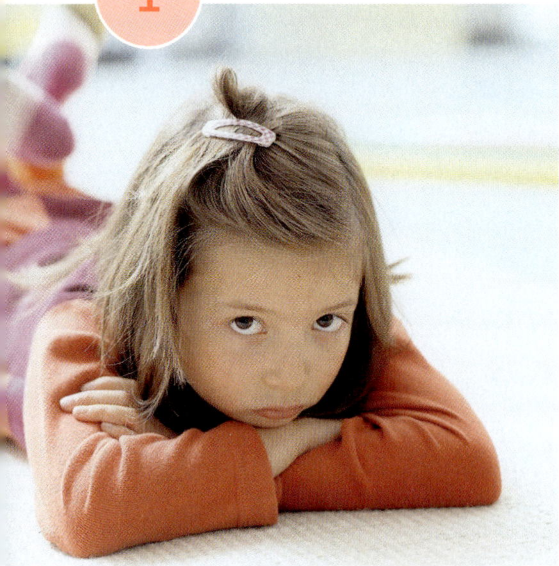

... ist der erste Schritt zur Besserung

Die Diagnose AD(H)S klingt für viele Eltern zunächst wie die versteckte Botschaft, ihr Kind sei geistig zurückgeblieben. AD(H)S ist jedoch kein Grund zur Verzweiflung. Wichtig ist allerdings zu verstehen, womit man es zu tun hat, um dem Problem qualifiziert zu Leibe rücken zu können.

AD(H)S-Kinder sind anders

AD(H)S zu haben ist in bestimmten Lebensbereichen mit Nachteilen, in anderen mit Vorteilen verbunden. AD(H)S ist wie eine Art Kurzsichtigkeit: Ohne Brille fällt es schwer, ein Tafelbild im Unterricht zu entziffern, sich im Straßenverkehr zurechtzufinden. Mit einer geeigneten Sehhilfe können die Nachteile ausgeglichen und die natürlichen Begabungen voll entfaltet werden. Welcher Art diese Hilfe im Falle von AD(H)S ist, werden Sie im Folgenden erfahren.

Zehn Prozent aller Kinder sind von AD(H)S betroffen

Lernstörungen sind ein weit verbreitetes Problem. In den USA wird AD(H)S als die sich am schnellsten ausbreitende Krankheit bezeichnet, weltweit ist es die häufigste kinderpsychiatrische Störung – jedes zehnte Kind ist davon betroffen. Allein in Deutschland sind das etwa 600 000 Kinder. Sie sind also nicht allein! Für die Eltern beginnt mit der Diagnose oft ein zermürbender Gewissenskonflikt. Auf der einen Seite ist der Druck durch den schwierigen Alltag mit einem AD(H)S-Kind, die Wutausbrüche und emotionalen Hochs und Tiefs, äußerst strapaziös, sodass jede Hilfe willkommen und auch dringend nötig ist. Auf der anderen Seite wird in Deutschland als bislang einzige Lösung die medikamentöse Therapie mit Stimulanzien angeboten, die beim AD(H)S-Kind eine gegenteilige, beruhigende Wirkung entfalten. Eltern tragen die Verantwortung für die körperliche und psychische Gesundheit ihrer Kinder. Die Entscheidung für oder gegen eine mehrjährige medikamentöse Therapie ist schwer. Umso bedauerlicher ist, dass in Deutschland Forschungsergebnisse vorwiegend aus den USA und England zu AD(H)S kaum bekannt sind und somit Eltern wirksame und ungefährliche Behandlungsalternativen vorenthalten bleiben.

Was bedeutet die Abkürzung AD(H)S?

Der Begriff AD(H)S ist seit Anfang der 1980er-Jahre gebräuchlich, er steht für Aufmerksamkeitsdefizit und Hyperaktivitätsstörung. Andere gebräuchliche Namen sind ADS = Aufmerksamkeits-Defizit-Syndrom (ein Syndrom bezeichnet eine Gruppe von Beschwerden), MCD = Minimale Cerebrale Dysfunktion, POS = Psychoorganisches Syndrom (vorwiegend in der Schweiz gebräuchlich) und im englischen Sprachraum ADD = attention deficit disorder oder ADHD = attention deficit and hyperactivity disorder. Die offizielle Definition stammt von der American Psychiatric Association, die ein Handbuch mit Definitionen und Beschreibungen herausgibt, weshalb man auch von AD(H)S nach DSM IV spricht.[1]

Dennoch beschreiben die Namen allesamt nur unzulänglich, worum es bei diesem Krankheitsbild eigentlich geht. Sprunghaftigkeit, ständig in Bewegung zu sein, zwanghaftes Reden ohne Pause, Mangel an Konzentration, sich ständig ablenken zu lassen, fehlende Ausdauer, nichts zu Ende zu bringen und jeden Termin zu verpassen – das sind die am stärksten ins Auge fallenden Anzeichen für AD(H)S.

Oft zeigen die Kinder ein unstetes Spielverhalten. Mehrere Spiele werden angefangen, sind aber nur wenige Minuten interessant. Ein AD(H)S-Kinderzimmer sieht dementsprechend aus. Es herrscht keine Ordnung, sondern »Chaos«.

+ Info

AD(H)S ist eine weltweit verbreitete Krankheit mit entsprechend vielen Namen und Abkürzungen. In Deutschland ist sowohl die Abkürzung ADS (Aufmerksamkeits-Defizit-Syndrom) wie auch ADHS gebräuchlich. ADS ist die Krankheitsvariante ohne ausgeprägte Hyperaktivität, die man auch als »Träumervariante« bezeichnet, ADHS die Bezeichnung für das kombinierte Auftreten der Symptome.

Es gibt verschiedene Varianten von AD(H)S

Neben diesem vorwiegend hyperaktiven Typ existiert aber noch eine weitere AD(H)S-Spielart. Sowohl das Aufmerksamkeitsdefizit (1) als auch die Hyperaktivität (2) können nämlich jeweils einzeln oder auch zusammen auftreten, und zwar in unterschiedlicher Intensität. Dementsprechend unterscheidet man den AD(H)S-Mischtypus mit beiden Symptomen in etwa gleicher Ausprägung, den vorwiegend unaufmerksamen Typus, bei dem die Hyperaktivität nur schwach, die Unaufmerksamkeit aber stark ausgeprägt ist (Tagträumer), und den vorwiegend hyperaktiv-impulsiven Typus, bei dem die Hyperaktivität das hervorstechende Problem ist.

Die AD(H)S-Grundtypen

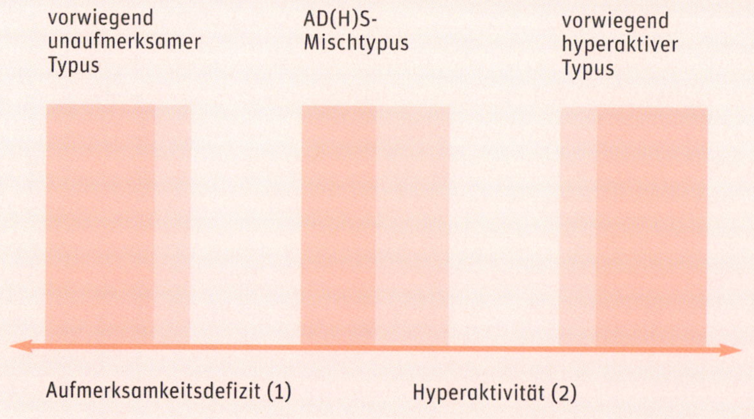

Auffällig sind erhebliche Unterschiede zwischen Jungen und Mädchen. Während bei Jungen der hyperaktive Typ vorherrscht, überwiegt bei Mädchen die eher unaufmerksame, verträumte, bewegungsmüde Variante. Mädchen sind insgesamt nur geringfügig seltener betroffen als Jungen. Nach einer umfassenden englischen Studie liegt das Verhältnis, anders als bislang angenommen, bei 1:1,5 (Mädchen : Jungen).

Ist AD(H)S eine Modekrankheit?

Nun könnten Sie einwenden, dass die AD(H)S-Beschwerden im Grunde auf jeden mehr oder weniger zutreffen können. Ist AD(H)S also nur eine moderne Scheinkrankheit, sozusagen ein Sinnbild unseres zunehmend hektischen gesellschaftlichen Lebens, oder vielleicht auch nur eine Charakterschwäche? Keineswegs, denn der entscheidende Unterschied zwischen einer gesunden und einer von AD(H)S betroffenen Person besteht darin, dass die AD(H)S-typischen Symptome ständig und in allen Lebenssituationen auftreten und die Betroffenen auch nicht mit Disziplin oder aufgrund von Ermahnungen Außenstehender dagegen angehen können. Denn AD(H)S basiert auf einer ererbten Stoffwechselstörung, die unter bestimmten Bedingungen zum Ausbruch kommt (siehe Seite 47 f.).
AD(H)S ist eine Krankheit, die bereits vor 2500 Jahren vom griechischen Arzt Hippokrates beschrieben wurde. Die erste systematische medizinische Untersuchung stammt von dem britischen Kinderarzt George Frederic Still, der 1902 in einer Artikelserie des Londoner Royal College of Physicians das Krankheitsbild beschrieb.[2] Inzwischen liegen weltweit knapp 19 000 Forschungsarbeiten zum Thema vor, von denen leider bisher nur wenige die Betroffenen erreichen. Wir haben uns zum Ziel gesetzt, dies zu ändern.

AD(H)S – eine Kinderkrankheit?

Lange Zeit wurde angenommen, AD(H)S trete nur in der Kindheit auf und würde sich mit zunehmendem Alter von selbst legen. Dem ist aber leider nicht so. Nur bei einem Drittel der Patienten verschwinden die Beschwerden, zwei Drittel leiden auch im Erwachsenenalter darunter. Mit zunehmendem Alter tritt allerdings ein Wechsel der Symptome ein. Die Hyperaktivität nimmt in der Regel ab, das Aufmerksamkeitsdefizit wird größer.
1994 widmete das amerikanische *Time Magazine* dem Thema AD(H)S eine Titelgeschichte und stellte als höchstwahrscheinlich von AD(H)S betroffene Erwachsene unter anderem Benjamin Franklin, Winston Churchill, Albert Einstein, John F. Kennedy, Bill Clinton und Bill Gates heraus. Besonders im amerikanischen Sprachraum beschäftigt man sich seit einigen Jahren intensiv mit der Diagnose, den Beschwerden und der Therapie von AD(H)S bei Erwachsenen.

AD(H)S – bei Erwachsenen weiter verbreitet, als wir annehmen

Es wird geschätzt, dass die Krankheit im Erwachsenenalter bei bis zu sechs Prozent der Bevölkerung auftritt – das sind knapp fünf Millionen betroffene Menschen allein in Deutschland. Im Vergleich dazu: Diabetes mellitus, eine Erkrankung, unter der laut Statistik vier Prozent der Bevölkerung leiden, wird als Volkskrankheit bezeichnet! Man kann also durchaus von einer AD(H)S-Epidemie sprechen.
Bei Erwachsenen, die die Diagnose AD(H)S gestellt bekommen, ist die Reaktion meistens anders als bei Eltern betroffener Kinder. Statt eines Schocks setzt eine große Erleichterung ein, dass es für die jahrelang aufgetretenen Probleme und das damit verbundene Gefühl der Hilflosigkeit und Unzulänglichkeit, das Gefühl, hinter dem eigenen Potenzial zurückzubleiben, endlich einen Namen gibt. Sie sind meist froh zu erfahren, dass Hilfs- und Behandlungsmöglichkeiten existieren. In Deutschland gibt es – anders als in den USA – allerdings kaum professionelle Behandlungsmöglichkeiten für Erwachsene.

+ Info

Bei AD(H)S treten altersunabhängig die folgenden Beschwerden auf:

1. Fehlende Konzentration (Aufmerksamkeitsdefizit)
2. Unfähigkeit, still zu sitzen (Hyperaktivität)
3. Mangelhafte Selbstkontrolle (Impulsivität)
4. Fehlende Organisation
5. Schlechte Meinung von sich selbst
6. Schwierige Beziehungen
7. Abrupte Stimmungsumschwünge
8. Niedrige Frustrationsschwelle

Die Kernsymptome

Wenn Kinder lebhaft sind und einen starken Bewegungsdrang haben, ist das meist nur ein natürlicher Ausdruck von Lebensfreude. Ebenso natürlich ist es, dass Kinder, die viel sitzen und keine Möglichkeit zum Toben haben, oft zappelig werden. Die Diagnose AD(H)S sollte daher niemals vorschnell gestellt werden, sie bedarf in jedem Fall umfangreicher Befragungen, um die Kernsymptome abzuklären. Die Diagnose ist nicht einfach, sie erfordert viel Erfahrung und setzt sich aus verschiedenen Diagnoseverfahren zusammen. Hilfreich sind neuere Methoden wie z.B. die Videodiagnostik oder der Qb-Test.

1. Fehlende Konzentration (Aufmerksamkeitsdefizit)

Es ist den Patienten nicht möglich, sich längere Zeit auf ein Thema zu konzentrieren. Das betrifft alle Lebensbereiche: das Spielen, Hausaufgaben oder im Erwachsenenalter den Beruf. Die Betroffenen sind extrem leicht ablenkbar, schon durch kleinste Nebengeräusche oder durch einen Blick aus dem Fenster. Sie wirken dadurch sprunghaft. Die Aufmerksamkeit ist zwar vorhanden, kann aber nicht gezielt, willentlich auf ein Thema gerichtet werden, sondern sie wandert unstet von einem Punkt zum anderen. Insofern ist der Begriff Aufmerksamkeitsdefizit eigentlich falsch, weil kein Mangel vorliegt.

Chaos im Kopf

Die Aufmerksamkeit bei AD(H)S-Patienten lässt sich nicht steuern. Es handelt sich vielmehr um eine diffuse Aufmerksamkeit. Jeder Sinnesreiz, egal, ob er über das Auge, das Ohr, den Tastsinn, die Geschmacks- oder die Geruchsnerven übermittelt wird, zieht die Aufmerksamkeit auf sich. Da wir einer Unzahl von solchen Sinnesinformationen ausgesetzt sind, wandert die Konzentration von einem Ereignis unkontrolliert zum nächsten. Ein geordnetes Verhalten wird dadurch schier unmöglich. So werden Arbeiten zwischendurch abgebrochen und unvollständig umgesetzt, weil gerade etwas anderes lockt oder eine andere Tätigkeit plötzlich spannender ist.

Oft werden Einzelheiten nicht beachtet und Flüchtigkeitsfehler gemacht. Viele von AD(H)S betroffene Erwachsene arbeiten daher nachts, um von äußeren Reizen möglichst abgeschottet zu sein.

Typisch ist auch eine ausgeprägte Vergesslichkeit bei Alltagsaufgaben: Schlüssel, Taschen oder Kleidungsstücke werden verlegt. Bei Kindern ist häufig zu beobachten, dass sie nicht zuhören, wenn andere sie ansprechen, und dadurch verträumt und geistesabwesend wirken. Nun sind die meisten Kinder hin und wieder ablenkbar, unkonzentriert oder unruhig. Der entscheidende Unterschied bei AD(H)S besteht darin, dass dieser Zustand dauerhaft und besonders stark ausgeprägt ist.

> *** Tipp**
>
> Um konzentriert arbeiten oder spielen zu können, sollten AD(H)S-betroffene Menschen ein möglichst reizarmes Umfeld suchen.

2. Unfähigkeit, still zu sitzen (Hyperaktivität)

Es fällt den Betroffenen extrem schwer, sich bewusst körperlich ruhig zu verhalten. Irgendein Körperteil ist stets aktiv. So bewegen sich die Kinder z.B. im Klassenzimmer unentwegt auf ihrem Stuhl oder stehen plötzlich unaufgefordert auf und wandern herum. Ein typisches Beispiel hierfür ist der Grundschüler Thomas. Schon bevor morgens die zweite Schulstunde beginnt, beklagen sich Mitschüler über ihn, weil er ihnen die Mützen vom Kopf reißt.[3]

Eine typische Schulstunde

Uhrzeit:	8:50 Uhr	Thomas dreht sich verkehrt herum und schreit laut.
	8:51 Uhr	Er rutscht auf seinem und dem freien Nachbarstuhl hin und her, steht auf und schiebt die Stühle wie Kinderwagen vor sich her.
	8:52 Uhr	Er spannt ein Gummi zwischen die Hände und spielt damit.
	8:53 Uhr	Er ruft grundlos den Namen eines Mädchens.
	8:55 Uhr	Er legt sich auf den Tisch.
	8:56 Uhr	Er spielt wieder mit dem Gummi und zielt auf Kinder. Nach einer Ermahnung steckt er ihn wieder in den Ranzen.
	8:58 Uhr	Thomas steht auf und schlägt um sich. Er zieht Grimassen dazu.
	8:59 Uhr	Er durchwühlt seinen Ranzen.
	9:10 Uhr	Er steht auf und schlägt Charlotte.
	9:15 Uhr	Thomas fällt vom Stuhl.
	9:22 Uhr	Er schlägt Anne ohne ersichtlichen Grund, rennt im Klassenzimmer herum und wischt Tische ab.
	9:27 Uhr	Er schiebt seinen Tisch den vor ihm sitzenden Kindern in den Rücken.
	9:30 Uhr	Thomas legt die Beine auf den Stuhlrücken, dreht der Tafel den Rücken zu.
	9:32 Uhr	Er steht auf und schreit plötzlich: »Superman!«
	9:34 Uhr	Thomas zieht Grimassen und legt sich auf seinen Tisch.
	9:35 Uhr	Ende der Stunde, und man hört förmlich das Aufatmen der Lehrerin.

Es ist eine Qual für die Betroffenen, sich gezwungenermaßen körperlich ruhig zu verhalten, egal ob in der Schule, bei einer Krankheit im Bett oder auf einer Bus- oder Flugreise, weshalb Erwachsene oft Langstreckenflüge meiden. Umgekehrt fühlen sich viele Patienten wohl, wenn sie sich intensiv körperlich betätigen können, also mehrmals wöchentlich joggen oder einen Fitnessclub besuchen. Insbesondere die seelische Entspannung durch intensiven Sport tut gut, denn mit AD(H)S steht man im Grunde ständig »unter Strom«. Bemerkenswerterweise besteht trotz des Bewegungsdranges eine auffallende Ungeschicklichkeit bei Bewegungsabläufen. So fehlt oft die Fähigkeit, Balance zu halten, und die Bewegungen wirken eckig. Die Kinder rennen offenen Auges andere um oder fahren so mit dem Fahrrad, dass die anderen Kinder sich lieber schnell in Sicherheit bringen. Sie wippen mit dem Stuhl und stürzen. Manche Kinder schwimmen nicht wie ihre Altersgenossen, sondern paddeln wie ein Hund im Wasser und können im zweiten Schuljahr noch keine Schleife binden. Das Schriftbild ist häufig ungleichmäßig und krakelig. Beim Schreiben bewegen sich der Mund, die Zunge, die freie Hand oder die Füße, die Kinder schneiden scheinbar grundlos Grimassen, alles ist in Bewegung. Das Ausmalen von Bildern im Kindergarten oder das Ausschneiden von Figuren fällt ihnen sichtlich schwer. Bei Erwachsenen wird unter Zeitdruck das Schriftbild zunehmend undeutlich. Diese Symptome treten aber nicht in jedem Fall auf.

! Vorsicht

AD(H)S-Kinder können Gefahren zumeist nicht richtig einschätzen, sodass sie für sich und andere ein Unfallrisiko darstellen können.

3. Mangelhafte Selbstkontrolle (Impulsivität)

Gedanken, die durch den Kopf schießen, werden sofort zwanghaft mitgeteilt. Die Patienten sagen, auch zu den unpassendsten Gelegenheiten, was sie denken. Sie reden ohne Punkt und Komma und nehmen nicht wahr, dass es anderen zu viel wird. Sie platzen in Gespräche oder bei Kindern in Spiele hinein. Sie drängeln sich vor, sind ungeduldig und können nicht abwarten. AD(H)S-Kinder rennen, einem inneren Impuls folgend, ohne zu schauen über die Straße und begeben sich damit in gefährliche Situationen. So verwundert es nicht, dass der Anteil von AD(H)S-Kindern an Verkehrsunfällen übermäßig hoch ist.

Auch im Erwachsenenalter ist dieses impulsive Verhalten in vielen Zusammenhängen zu beobachten. Die Betroffenen fahren über rote Ampeln, verursachen häufig Unfälle und treffen Entscheidungen, ohne vorher ausreichend zu überlegen. Öfter als der Durchschnitt wechseln hyperaktive Erwachsene die Arbeitsstelle oder auch die Partner.

+ Info

Folgendes Beispiel aus einer Tageszeitung ist typisch:

Wer zahlt, wenn ein Kind ein Auto zerkratzt hat?
In einem Wohngebiet wurden insgesamt neun parkende Fahrzeuge durch Kratzzeichen auf Motorhauben, Türen und Dächern beschädigt. Eine Anwohnerin beobachtete einen sechsjährigen Jungen, der in ihrer Straße längere Zeit auf einem Autodach herumhüpfte (…)
Der kleine Junge heißt Benni und hat AD(H)S.

4. Fehlende Organisation

AD(H)S-Betroffene sind oft überdurchschnittlich intelligent. Trotzdem brauchen sie in der Regel unverhältnismäßig lange, um Aufgaben zu lösen, da bei ihnen eine strukturierte Vorgehensweise zur Lösung fehlt. Die Kinder sind vollkommen desorganisiert. Sie schlagen in der Schule das falsche Buch auf der falschen Seite auf und finden das richtige erst, wenn andere bereits die Aufgaben lösen. Diese fehlende Ordnungsstrategie zeigt sich auch im Kinderzimmer, in dem zumeist keine Unordnung, sondern ein beeindruckendes Chaos herrscht.
Aus dem unaufgeräumten Kinderzimmer wird später der chaotische Schreibtisch mit mehreren Lagen übereinander getürmter Briefe, Papiere, Zeitschriften und Bücher. Hyperaktive Menschen können oft Wichtiges von Unwichtigem nicht unterscheiden. Angefangene Arbeiten werden unvermittelt abgebrochen und immer wieder neue aufgenommen. Wichtige Aufgaben, z.B. das Schreiben eines Referates für die Schule oder eine Präsentation im Berufsleben, werden bis auf die allerletzte Sekunde aufgeschoben und nur unter größter Mühe erledigt. Auch im Haushalt kann diese Desorganisation überall beobachtet werden: Im übervollen Kühlschrank stapeln sich beispielsweise längst verdorbene Lebensmittel und die Wäsche türmt sich wochenlang vor der Waschmaschine. AD(H)S-Patienten haben schlichtweg Schwierigkeiten, ihre Gedanken zu strukturieren und eine logische Abfolge herzustellen und das zeigt sich auch in der äußeren Ordnung.

Lesen – für AD(H)S-Betroffene eine besondere Herausforderung

Da die Aufmerksamkeit sich ständig auf neue Dinge richtet, wird zudem verhindert, dass Verhaltensmuster entstehen, also ein geordnetes Vorgehen, das immer wieder angewendet werden kann. Dies macht sich auch beim Lesen und Lernen bemerkbar, denn gerade Lesen erfordert ein solches Muster, ebenso wie alle anderen Gedächtnisleistungen. AD(H)S-Betroffene beklagen oft, dass sie Schwierigkeiten haben, längere Texte zu lesen. Nach drei Sätzen schwindet die Aufmerksamkeit, und sie finden sich plötzlich am Ende einer Seite wieder, ohne zu wissen, wie sie dorthin gekommen sind oder was sie da gelesen haben.

+ Info

AD(H)S tritt oft gemeinsam mit einer Lese-Rechtschreib-Schwäche auf. Deshalb beim ersten Verdachtsmoment gleich testen lassen, um keine Fördermöglichkeiten zu verpassen.

5. Schlechte Meinung von sich selbst

Kleine und große AD(H)S-Patienten leiden oft unter einer negativen Selbsteinschätzung. Die Betroffenen können nicht glauben, eine gute Leistung aus eigener Kraft vollbracht zu haben, selbst dann, wenn sie objektiv aus einem Wettbewerb als Sieger hervorgehen. Sie meinen, ungeheure Defizite zu haben, und erleben sich, als könnten sie keine ihren Fähigkeiten entsprechende Leistung erbringen. Da eigene Leistungen stets negativ bewertet werden, entsteht daraus ein schlechtes Selbstwertgefühl. Negative Rückmeldungen aus der Umgebung können diesen Eindruck verstärken. Die oft über Jahre erfahrenen Rückmeldungen wie »Du bist nicht in Ordnung«, »Dieses oder jenes ist schon wieder falsch« etc. hinterlassen in den kleinen Seelen tiefe Wunden.

6. Schwierige Beziehungen

Die Kinder wissen häufig nicht, wie eine Freundschaft aufgebaut und aufrechterhalten werden kann, obgleich sie ihrem Gefühl nach große Anstrengungen dafür unternehmen. Viele körpersprachliche Botschaften wie die Mimik oder Gestik des anderen werden nur eingeschränkt wahrgenommen, was unweigerlich zu Missverständnissen führt.

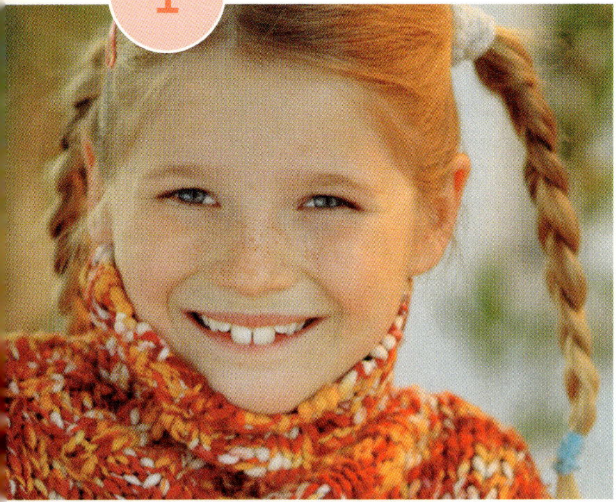

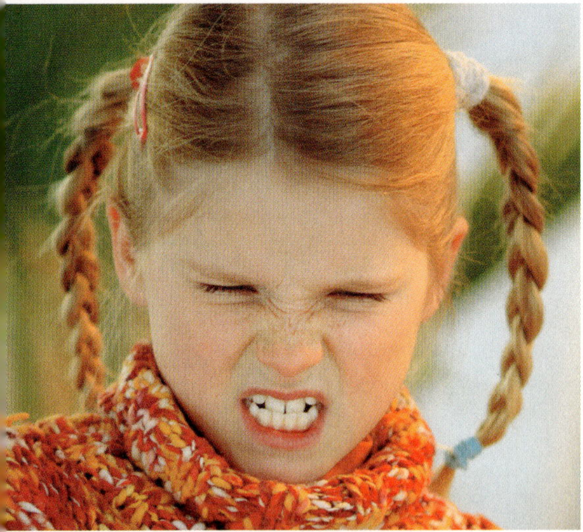

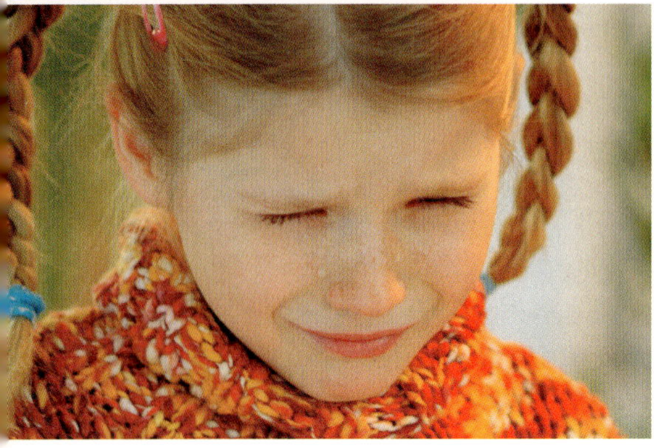

Bei Erwachsenen treten Beziehungsprobleme gehäuft auf. Ganz typisch sind auch ein ausgeprägtes Trotzverhalten, Probleme mit der Anerkennung von Hierarchien und Autoritäten sowie ein permanenter Verstoß gegen Konventionen.

7. Abrupte Stimmungsumschwünge

AD(H)S-Betroffene fallen durch häufige und starke Stimmungsschwankungen innerhalb kurzer Zeit auf. Die Stimmung kippt ohne jede Vorwarnung ab einem bestimmten Reizniveau in eine völlig andere Richtung ab. Gerade wenn dann mehrere Personen versuchen, ihn zu beruhigen, wird der AD(H)S-Patient noch aufgeregter und schwieriger. Bei Kindern empfiehlt sich in solchen Fällen eine »Auszeit«, um das Reizniveau zu senken.
Im Unterschied zur Depression treten bei AD(H)S sowohl Hoch- als auch Tiefpunkte auf dem Stimmungsbarometer auf. Vor allem junge AD(H)S-Betroffene bringen sich, um Hochgefühle zu erleben, gezielt in gefährliche Situationen. Die Pubertät ist unter diesen Gesichtspunkten eine für die Eltern überaus nervenaufreibende Zeit. Ein AD(H)S-Patient berichtete, wie er sich beim Fallschirmspringen im freien Fall immer mehr dem letztmöglichen Auslösezeitpunkt näherte, um einen maximalen Erregungszustand zu erreichen. Diese Momente werden oftmals als äußerst klar beschrieben. Es verwundert nicht, dass gefährliche Sportarten unter AD(H)S-Patienten besonders beliebt sind.

Stimmungsschwankungen und die gefühlsmäßigen Kontrollverluste mit Wutanfällen belasten oft erheblich die persönlichen Beziehungen. Interessanterweise suchen sich AD(H)S-Betroffene sehr häufig einen ebenfalls betroffenen Partner. Dass hieraus »spannende« Partnerschaften mit hoher Trennungswahrscheinlichkeit entstehen, liegt nahe. Häufig kommt es zu cholerischen Ausbrüchen und heftigen Streitigkeiten.

8. Niedrige Frustrationsschwelle

AD(H)S-Patienten können Kritik oder belastende Situationen nur schwer ertragen. Als Folge kommt es oft zu impulsiven Wutanfällen, jähzornigen Ausbrüchen mit allen negativen Folgen im Umfeld. Durch Nikotin glauben sich viele Betroffene in Stresssituationen entspannen zu können, weil Nikotin auf Botenstoffe im Gehirn einwirkt. Rauchen ist daher bei Jugendlichen und Erwachsenen mit AD(H)S weit verbreitet. Das Gleiche gilt auch für andere Drogen, die bei AD(H)S vorübergehend eine beruhigende Wirkung entfalten, langfristig aber verheerende Folgen haben. Drogenkonsum bei AD(H)S kann man daher auch als ungeeignete Selbstbehandlung bezeichnen.

Unterschiedliche Ausprägung der Kernsymptome

Bei jedem AD(H)S-Patienten finden sich diese Kernsymptome in unterschiedlicher Intensität. Es gibt Kinder, die mehrere Anzeichen in nur geringen Ausprägungen zeigen, sodass die einzelne Störung kaum wahrzunehmen ist, das Kind aber durch das Zusammentreffen der vielen kleinen Beschwerden insgesamt auffällig wird und leidet. Andere zeigen vielleicht ein oder zwei Merkmale, diese aber in so starker Ausprägung, dass die Störung leichter zu erkennen und zu beschreiben ist.

+ Info

Viele Eltern wissen nicht, wie sie sich bei verdächtigen Funden verhalten sollen. Einem Drogenkonsum gilt es sofort und energisch entgegenzutreten, weil die Anfälligkeit bei AD(H)S-Patienten besonders hoch ist. Verdächtige Proben können Sie in jeder Apotheke anonym abgeben und gegen eine geringe Gebühr untersuchen lassen. Die Proben werden von einem Zentrallabor analysiert und die Ergebnisse vertraulich mitgeteilt. Falls sich ein Verdacht bestätigt, sollten Sie unmittelbar einen Arzt aufsuchen und gleichzeitig den Rat einer Drogenberatungsstelle einholen.

»

Fallbeispiele aus der Praxis

Die folgenden Beispiele zeigen, wie sich Kinder mit AD(H)S typischerweise entwickeln können und wie sie auf Therapien reagieren.

Tobias (8 Jahre)

Tobias kam nach einer harmonischen und unproblematischen Schwangerschaft als zweites von drei Kindern zur Welt. Die Geburt des Kindes war im Grunde ähnlich wie sein gesamtes Wesen: etwas hektisch und überstürzt. Als sonst recht zufriedener Säugling äußerte Tobias jedoch schon ganz zu Beginn seines jungen Lebens mit bemerkenswert ausdauerndem Schreien, wenn ihm etwas nicht passte.

Auffällig war immer sein Bewegungsdrang, Schaukeln war nur richtig schön, wenn es nicht mehr wilder ging. Mit elf Monaten lernte Tobias laufen – und von da an rannte er nur noch. Nichts war vor ihm sicher, kein Schrank war zu hoch, kein Spielzeug zu weit weg, keine Schublade zu schwer. Tobias konnte nicht aus Schaden klug werden, so verbrannte er sich zum wiederholten Mal die Finger an der heißen Herdplatte, die er zuvor selbst angedreht hatte. Weder liebevolle Zuwendung noch Schimpfen oder Strafen halten ihn von Dingen ab, die er sich in den Kopf gesetzt hat. Von einer inneren Unruhe getrieben, hastet er durchs Leben, ständig in Konkurrenz zu anderen und in dem Glauben, immer Erster sein zu müssen. Äußert man einen Gedanken, so wird er von Tobias schnell in die Tat umgesetzt. Dabei legt er mitunter eine große Kreativität an den Tag.

Gerne beschäftigt er sich mit Dingen, die neu und spannend für ihn sind, z. B. mit Lernspielen am Computer. Andererseits kann man ihn kaum dazu bewegen, Dinge zu tun, die ihn nicht interessieren. Auch zeigen lässt er sich wenig. Wutausbrüche und Geschrei sind an der Tagesordnung, alle Handlungen müssen von lauten Tönen, Geräuschen und anderen Unmutsbekundungen begleitet werden.

Aber mit seiner charmanten, fröhlichen Art weiß Tobias seine Mitmenschen auch immer wieder zu besänftigen.

Alexander (9 Jahre)

Alexander war schon vor seiner Geburt ein sehr aktives Kind, seine Mutter hatte fast den Eindruck, er schlage Purzelbäume im Bauch. Als Säugling war Alexander ein extremes Schreikind, das nur einschlief, wenn es geschaukelt oder getragen wurde. Seine Sprachentwicklung war verzögert. Er war bzw. ist auch heute noch ein risikofreudiges Kind. Als kleiner Junge konnte er sich nicht selbstständig beschäftigen, hatte aber genauso Schwierigkeiten im gemeinsamen Spiel, bei dem er entweder keine Ausdauer zeigte oder aggressiv alles beendete. Freundschaften zu schließen und vor allem auch zu halten war für ihn fast unmöglich, Grenzen akzeptierte er überhaupt nicht.

Nach verschiedenen Untersuchungen erhielten Alexanders Eltern endlich eine klare Diagnose: AD(H)S. Zunächst wollten sie Alexander auf keinen Fall mit Methylphenidat behandeln, denn bis dahin hatte er es immerhin noch geschafft, sich mit eindeutigen Regeln und Strukturen einigermaßen zu arrangieren. Doch sehr bald begannen sie, Alexander Ritalin® zu geben, da sein seelischer Zustand immer beängstigender wurde.

Heute, zwei Jahre später, geht es Alexander sehr gut. Seine schulische Leistung wurde besser, sodass er nun in die dritte Klasse einer Regelschule geht. Er hat endlich Freunde und ist sogar im Sportverein integriert. Ritalin® ist für Alexanders Eltern nicht die alleinige Lösung, sie halten vor allem auch begleitende Therapien für wichtig.

Fabian (13 Jahre)

Fabian fiel schon im Alter von zwei Jahren dadurch auf, dass er offensichtlich grundlos und unvermittelt aggressiv gegenüber anderen Kindern reagierte. Im Kindergarten wie in der Familie zeigte er dasselbe Verhalten.

Die Schulzeit verlief für den heute 13-Jährigen weiterhin problematisch. Er wurde regelmäßig des Unterrichts verwiesen, da er sich von den Lehrern nichts sagen ließ und durch Zwischenrufe, Herumlaufen und aggressives Verhalten seinen Mitschülern gegenüber störte. Es war für ihn unmöglich, sich in das Klassenkollektiv einzufügen.

Durch seine Aggressivität, seine geringe Frustrationstoleranz und Impulsivität hatte er kaum Kontakte zu Gleichaltrigen. Dazu kamen massives Übergewicht und eine über der Altersnorm liegende Größe, die ihn älter erscheinen ließen. Auch die im Alter von zehn Jahren begonnene Ritalin®-Therapie zeigte keine deutliche Verhaltensänderung, sodass diese nach sechs Monaten beendet wurde.

Sehen Sie auch die Sonnenseiten!

Wo Schatten ist, da ist auch Licht. Hinter den Schattenseiten von AD(H)S verbergen sich auch Sonnenseiten mit vielen überaus positiven Akzenten. Obwohl AD(H)S eine Menge Probleme verursacht, bringt es auch Vorteile, etwa eine schier unerschöpfliche Energie, eine oft überdurchschnittliche Intelligenz und Kreativität oder auch die Fähigkeit, sich und andere zu begeistern. Beeindruckend ist ferner, wie ungewöhnlich einfühlsam AD(H)S-Patienten trotz der vorübergehenden Wutausbrüche sein können. Es scheint fast, als könnten sie die verborgensten Gefühle anderer Menschen wahrnehmen. Zunehmend wird AD(H)S daher auch als Talent eingestuft; jedoch muss der Betroffene lernen, es richtig und nutzvoll einzusetzen. Das Entscheidende dabei ist die Organisation. Wenn Patienten sich durch ein striktes Reglement selbst zu organisieren lernen, kann das vorhandene Potenzial eindrucksvoll genutzt werden.

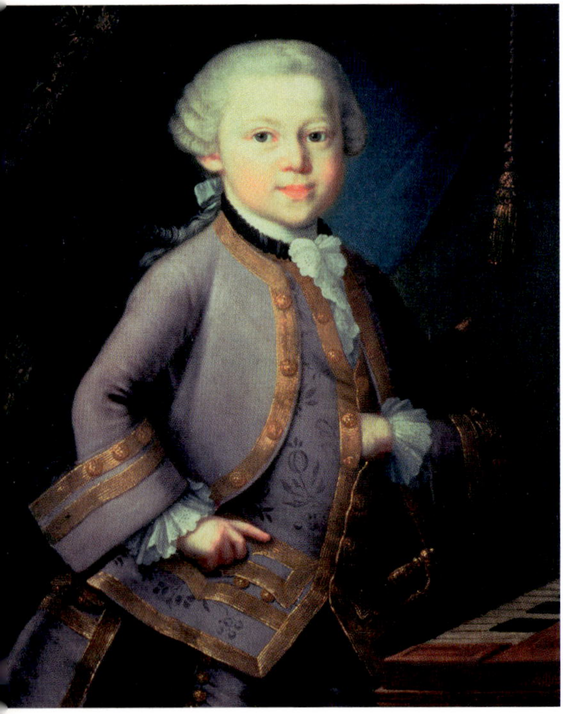

AD(H)S als Chance

Man geht heute davon aus, dass eine ganze Reihe berühmter Persönlichkeiten von AD(H)S betroffen war oder ist. Neben den bereits auf Seite 11 Erwähnten sind dies beispielsweise Wolfgang Amadeus Mozart, Ludwig van Beethoven, Edgar Allan Poe, George Bernhard Shaw, Salvador Dalí, Thomas Alva Edison, Abraham Lincoln, Henry Ford oder auch aktuell berühmte Schauspieler wie Whoopi Goldberg, Dustin Hoffman und Robin Williams.

Es lässt sich nachträglich zwar nicht beweisen, aber vieles spricht dafür, dass z.B. Mozart ein ganz exemplarischer Fall von AD(H)S war. Er wurde als ungeduldig, impulsiv, provokativ, energetisch, kreativ, leicht ablenkbar, respektlos, emotional anlehnungsbedürftig und eigenwillig beschrieben – typischen Eigenschaften eines AD(H)S-Patienten.

Die starke Persönlichkeit von Mozarts Vater dürfte als strukturierendes Element zur Entfaltung der außergewöhnlichen Talente des Sohnes von entscheidender Bedeutung gewesen sein.
Edison dürfte sowohl unter AD(H)S als auch unter Legasthenie gelitten haben. Als Kind wurde er als aufbrausend und schwierig beschrieben, im Erwachsenenalter hat er dank seines fieberhaft arbeitenden Verstands tausende von Ideen produziert, von denen viele unser tägliches Leben auch heute noch beeinflussen, z. B. das elektrische Licht und den Plattenspieler.
Auch in der Biografie von Benjamin Franklin und in einigen Briefen von Johann Wolfgang von Goethe tauchen zahlreiche auf AD(H)S hindeutende Eigenschaften und Symptome auf. Als Betroffener befindet man sich also in allerbester Gesellschaft – ein angesichts der vielen Einschränkungen durch AD(H)S doch tröstlicher Gedanke.

Persönlichkeiten mit AD(H)S: die kreativen Wegbereiter

Die unendliche Energie, Frische und Dynamik von AD(H)S-Betroffenen, die wie ein Fernschnellzug mit Höchstgeschwindigkeit 24 Stunden am Tag durchs Land rasen, sind die Basis für außergewöhnlich erfolgreiche Persönlichkeiten wie Schauspieler, Industrielle oder Politiker.
AD(H)S-Patienten sind oft charmant, spontan, humorvoll und können ganze Runden unterhalten. Sie interessieren sich für alles Neue im Leben und entwickeln oft selbst viele innovative Ideen und Produkte. Sie finden neue Ansätze oder Wege, alte Dinge zu betrachten oder Probleme andersartig zu lösen. Sie träumen und setzen bei entsprechender Organisation diese Träume oft auch in die Tat um. Dabei werden Risiken, vor denen andere zurückschrecken, nicht gescheut. Sie sind die Erfinder und sehr häufig die Macher, die Dinge angehen und umsetzen.
Ein ganz klassisches Beispiel für dieses Persönlichkeitsprofil ist der britische Unternehmer und Milliardär Richard Branson, der durch den riskanten Versuch einer Weltumrundung mit einem Ballon und den ersten privaten Weltraumflug bekannt wurde. Er lernte als Kind nur langsam und konnte erst im Alter von acht Jahren einigermaßen lesen, war jedoch später ein Regeln brechender Draufgänger, der keine Grenzen kannte, was ihm im Geschäftsleben offensichtlich zum Vorteil gereichte. Sein Büro sieht AD(H)S-typisch aus, sein Schreibtisch wie unter einem Meer von Papieren begraben.

Der rastlose Unternehmer machte seine erste Million mit 23 und gründete unter anderem das Plattenlabel Virgin, zwei Fluggesellschaften, Radiostationen und einen Mobilfunkanbieter; darüber hinaus verkauft er Brautmoden, Cola, Motorräder, Hubschrauber und Wein. Die englische Tageszeitung *The Mirror* beschrieb eine Woche im Leben von Richard Branson wie folgt: »(...) drei internationale Flüge, sieben Geschäftsessen, 100 Interviews, zehn geschäftliche Besprechungen, vier Ansprachen, 29 1/2 Stunden Schlaf (...) und ein indischer Elefant, und dies war eine langsame Woche für Branson.«
Man kann sich vorstellen, welche Energie vonnöten sein muss, um ein solches Mammutprogramm durchzustehen!

+ Info

AD(H)S-Betroffene sind oft außergewöhnliche Persönlichkeiten. Sie sind kreativ, ungeduldig, stecken voller Energie und bewältigen einen Alltag, der anderen Menschen schier unmöglich erscheint.

Wie wird AD(H)S bei Kindern festgestellt?

Die Diagnose von AD(H)S erfordert viel Erfahrung, denn es fehlen eindeutige körperliche Anzeichen. Es treten zwar eine Vielzahl von Symptomen auf, jedes einzelne aber ist unspezifisch und auch bei gesunden Menschen zumindest gelegentlich zu beobachten. Es ist unbedingt sicherzustellen, dass die AD(H)S zugeordneten Beschwerden nicht durch andere Faktoren wie Stress oder ein belastendes Umfeld entstanden sind. Wenn die Diagnose AD(H)S fälschlicherweise gestellt wird und eine medikamentöse Therapie mit Stimulanzien erfolgt, dann ist dies gefährlich.

Es gibt kein eindeutiges Diagnoseverfahren

AD(H)S wird, wie man heute weiß, zwar vererbt, dennoch ist es noch nicht gelungen, ein auf der Gentechnik basierendes, eindeutiges Diagnoseverfahren zu entwickeln. Auch moderne Untersuchungsmethoden wie die Computertomografie (CT), die Kernspintomografie (MR) oder die Hirnstrommessung (EEG) lassen bislang eindeutige Anzeichen für AD(H)S nicht erkennen. Deshalb ist die persönliche Lebensgeschichte der Betroffenen zur Diagnose die entscheidend wichtige Informationsquelle. Erschwert wird die Diagnose durch Begleiterkrankungen, die häufig auftreten und das zu Grunde liegende AD(H)S-Krankheitsbild verdecken können. So findet man bei jedem dritten hyperaktiven Kind zusätzlich eine Lese-Rechtschreib-Schwäche (Legasthenie) oder das Gegenstück, die Rechenschwäche (Dyskalkulie).

Der Arzt braucht also viel Erfahrung mit der Krankheit, um AD(H)S sicher diagnostizieren zu können. In der Regel werden zunächst die Art und bisherige Dauer der aktuellen Beschwerden erfragt. Danach werden die acht Kernsymptome (siehe Seite 12 f.) im Interview beleuchtet. Bei der Krankheitsgeschichte im Kindesalter gibt ein verzögerter Beginn von Laufen und Sprechen Hinweise auf AD(H)S. Anpassungs- und Lernstörungen treten zumeist erst in der Grundschulzeit auf. Schwierigkeiten in der Schule finden sich bei AD(H)S fast immer. Zwei entscheidende Kriterien für die Diagnose sind neben den Kernsymptomen wichtig:

- ein frühes und dauerhaftes Auftreten von Symptomen sowie
- ein Auftreten in allen Lebenssituationen: in der Schule, im Beruf, zu Hause, in der Freizeit.

Die AD(H)S-Kernsymptome müssen sich wie ein roter Faden durch die Lebensgeschichte ziehen. Die Intensität kann wechseln, das Problem muss jedoch dauerhaft bestehen, sonst ist die Diagnose nicht gerechtfertigt. Laut Definition müssen die Beschwerden bereits vor dem siebten Lebensjahr aufgetreten sein und mindestens ein halbes Jahr anhalten. In der Praxis wird man aber niemanden finden, bei dem die Beschwerden nur einige Monate bei ansonsten unauffälligem Verlauf angedauert haben. Es bleibt also festzuhalten, dass die Störungen bereits vor Eintritt in die Schule aufgetreten und permanent vorhanden sein müssen.

+ Info

Weitere oft auftretende Begleiterscheinungen können sein:

- Depressionen
- Angststörungen (Panikattacken, z. B. Platzangst)
- Zwangsstörungen (z. B. zwanghaftes Hygienebedürfnis)
- antisoziale Persönlichkeitsstörungen (z. B. extrem reduzierte Kooperationsbereitschaft, große emotionale Defizite)
- Borderline-Persönlichkeiten (niedrige Frustrationsschwelle, Selbstzerstörung, starke Gefühlsschwankungen)
- tickartige Zuckungen, vor allem im Gesichtsbereich
- Drogenmissbrauch

Individuelle Diagnose durch Fragebögen

Da die Anlage für AD(H)S vererbt wird, ist es besonders wichtig, den Familienhintergrund genau zu beleuchten. Es finden sich fast immer Verwandte mit ähnlichen Beschwerden! Zur Diagnosestellung wird ein ausführliches Interview mit international standardisierten Fragebögen durchgeführt. Der Arzt hält sich an die Fragen, geht aber trotzdem weitestmöglich auch individuell auf den Patienten ein.

Ein recht detaillierter Fragebogen dieser Art ist der K-SADS-Fragebogen. Er kann aus dem Internet von unserer Homepage als deutsche Übersetzung heruntergeladen werden.[4] Er beinhaltet einen kurzen Übersichtsteil und mehrere Vertiefungsteile, die abgefragt werden, wenn sich im Übersichtsteil Hinweise ergeben. Für ein Interview werden in der Regel zwischen ein und drei Stunden Zeit benötigt. Das erscheint viel, aber angesichts der Gefahr einer möglicherweise falschen Diagnose und Behandlung lohnt sich diese Arbeit in jedem Fall!

Zusätzlich ist es wichtig, neben den Eltern auch andere Betreuungspersonen im Kindergarten oder in der Schule zu befragen, um eine vergleichende Einschätzung mit den übrigen Befunden zu ermöglichen. Da der Arzt jedoch selten ein persönliches Gespräch mit ihnen führen kann, wurden speziell zu diesem Zweck Fragebögen entwickelt. Der bekannteste Fragebogen hierfür ist der von Prof. Keith Conners (Conners-Eltern-Fragebogen[5]), der bereits Ende der 1960er-Jahre entstand und inzwischen mehrfach überarbeitet und weiterentwickelt wurde. Die aktuelle Kurzversion finden Sie im Anhang auf Seite 118 f. Sie kann in wenigen Minuten

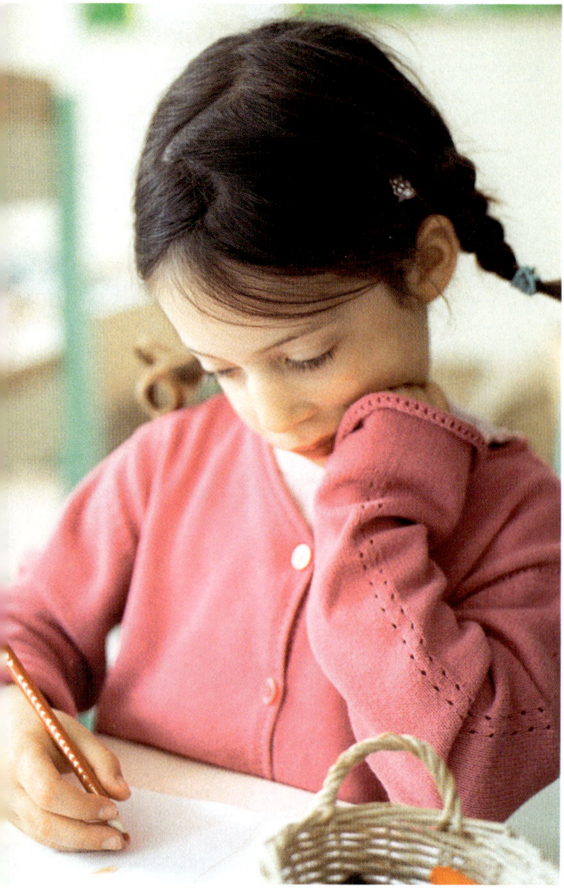

Mithilfe von Tests kann die Diagnose AD(H)S erhärtet werden.

ausgefüllt werden. Der Vorteil beider Fragebögen ist, dass sie international vereinheitlicht sind, was ihre Zuverlässigkeit erhöht.

Qb-Testverfahren

Relativ neu in Deutschland ist das so genannte Qb-Testverfahren, bei dem die Aufmerksamkeitsspanne und die Hyperaktivität objektiver bestimmt werden können, als dies mit Fragebögen möglich ist. Die Kinder werden dabei vor einem Bildschirm platziert und haben die Aufgabe, 15 Minuten lang die Bewegungen von Figuren mit einer Maus zu verfolgen. Eine auf dem Bildschirm montierte Infrarotkamera zeichnet hierbei die Bewegungen der Probanden auf. Die in dem Test gesammelten Informationen werden elektronisch an einen Zentralrechner in Schweden weitergeleitet, dort ausgewertet und an die Arztpraxis zurückgesandt.
Aussagen über den Grad der Hyperaktivität ergeben sich daraus, dass über die Infrarotkamera die Bewegungsstrecken der Kinder aufgezeichnet und mit Normalwerten verglichen werden. Als Maß für die Aufmerksamkeitsspanne gilt die Genauigkeit, mit der die Kinder den Bewegungen der Figuren auf dem Bildschirm folgen konnten.
Der Qb-Test ermöglicht also einerseits Aussagen zur Konzentrationsfähigkeit und andererseits zur Hyperaktivität.
Er erlaubt zwar präzisere Aussagen, braucht aber auch eine große Sorgfalt bei der Einweisung der Patienten und der Durchführung, da manche Kinder aus Langeweile den Test abbrechen oder falsch durchführen.

*** Tipp**

Weitere Informationen zu wichtigen Diagnoseverfahren erhalten Sie unter folgenden Internetadressen:
www.adhs-legasthenie.de
www.qbtech.se

Videodiagnostik

Die Videodiagnostik wird in Deutschland bislang noch recht selten eingesetzt. Sie erlaubt es, die spezifischen Patientenprobleme wesentlich besser zu erfassen als die Fragebogendiagnostik, insbesondere bei Aufmerksamkeitsstörungen. Patienten mit ausgeprägter Hyperaktivität fallen in ihrem Umfeld rasch auf und sind leichter zu diagnostizieren.

Zudem bietet diese Methode eine ideale Grundlage, um geprägte Verhaltensmuster und Interaktionen zwischen Eltern und Kindern zu analysieren. Dies stellt die Voraussetzung für eine Verhaltenstherapie dar, die sich zur ergänzenden Behandlung erfolgreich bewährt hat. Des Weiteren können die Dosierungen für Psychostimulanzien mithilfe der Videodiagnostik optimiert werden.

In der Regel werden bei dieser Methode die folgenden fünf Standardsituationen gefilmt und im Anschluss ausgewertet.

*** Tipp**

Die Diagnose AD(H)S erfordert vom Arzt viel Erfahrung und Fingerspitzengefühl.

1. Spielsituation

Hierbei wird eine Situation mit einem Lieblingsspiel der Kinder simuliert. Beteiligt ist in der Regel die gesamte Familie. Sofern die Aufmerksamkeit bei dieser für das Kind attraktiven Situation abschweift, ergeben sich Hinweise auf ein Aufmerksamkeitsdefizit. Körperhaltungen, Blickkontakt und Muskelanspannungen (unnatürliches Überdehnen der Muskulatur) können dabei Aufschluss geben.

2. Karten-Schreibtest

Die Kinder erhalten eine Karte mit verschiedenen, alterstypischen Begriffen, die auf einer zweiten Karte abgeschrieben werden sollen. Ein gesundes Kind schaut sich die Begriffe einzeln an und überträgt diese der Reihe nach auf die andere Karte. Die Blickfrequenz zwischen der alten und neuen Karte ist dabei relativ niedrig. Patienten mit einer Aufmerksamkeitsstörung wandern mit den Blicken immer wieder zwischen beiden Karten hin und her, weil die Aufmerksamkeit nicht lange genug gehalten werden kann, um den gesamten Begriff zu erfassen. So wird teilweise buchstabenweise übertragen.

3. Gedächtnistest

Die Kinder erhalten eine Karte mit mehreren Begriffen und/oder Zahlen und den Auftrag, sich diese Angaben einzuprägen. Kinder mit einer Aufmerksamkeitsstörung haben oftmals ein ungewöhnlich großes Kurzzeitgedächtnis, sind aber kaum in der Lage, diese Angaben in das Langzeitgedächtnis zu übernehmen. Die Kinder werden daher mehrfach aufgefordert, die Angaben auf den Karten zu wiederholen, was zumeist fehlerfrei gelingt. Danach erfolgt eine Frage zu einem anderen Thema (Hausaufgaben oder Mahlzeiten vom Vortag), um das Kurzzeitgedächtnis mit neuen Inhalten zu füllen. Aufmerksamkeitsgestörte Kinder sind im Unterschied zu gesunden Kindern danach nicht mehr in der Lage, die Angaben zu wiederholen.

4. Körperkontakt

Gefilmt wird eine Umarmung zwischen der Mutter bzw. dem Vater und dem Kind. Hieraus können wiederum Rückschlüsse über die sozialen Interaktionen in der Familie gezogen werden. Viele AD(H)S-Patienten scheuen einen engen körperlichen Kontakt.

+ Info

Mithilfe von Videodiagnostik lassen sich eingeschliffene und daher oft selbstverständlich gewordene Verhaltensmuster von Eltern und Kindern sehr gut analysieren.

5. Kritikgespräch

Eine typische Problemsituation aus dem Familienalltag wird nachgestellt. Das Problemverhalten zwischen einem Elternteil und dem AD(H)S-Kind wird thematisiert und das übliche Reaktionsmuster untersucht.
Die Auswertung der Aufzeichnungen mit den Eltern zusammen ist bereits Teil einer Therapie und nicht sehr angenehm, aber effektiv.

Die Diagnose AD(H)S bei Erwachsenen

Auch im Erwachsenenalter bleiben die Probleme bestehen, die Beschwerden unterscheiden sich allerdings im Vergleich zu jenen bei Kindern, es findet ein Symptomwechsel statt. Im Erwachsenenalter wird das Aufmerksamkeitsdefizit in der Regel sehr viel größer, während die Hyperaktivität nachlässt. Für Erwachsene werden zwei Arten von Fragebögen verwendet, um die Betroffenheit im Kindesalter einerseits (WURS[6]) und die aktuellen Symptome im Erwachsenenalter (CAARS[7]) andererseits zu ermitteln.

WURS-Fragebogen für Erwachsene

(Auszug, sinngemäße Übersetzung)[8]

Als Kind im Alter von 6 bis 10 Jahren war ich (oder hatte ich)	nicht oder sehr gering	gering	mäßig	deutlich	stark ausgeprägt
1. Konzentrationsprobleme, war leicht ablenkbar	0	1	2	3	4
2. ängstlich, besorgt	0	1	2	3	4
3. nervös, zappelig	0	1	2	3	4
4. unaufmerksam, verträumt	0	1	2	3	4
5. rasch wütend, aufbrausend	0	1	2	3	4
6. Wutanfälle, Gefühlsausbrüche	0	1	2	3	4
7. geringes Durchhaltevermögen	0	1	2	3	4
8. hartnäckig, willensstark	0	1	2	3	4
9. oft traurig, depressiv, unglücklich	0	1	2	3	4
10. ungehorsam, rebellisch, aufsässig	0	1	2	3	4
11. ein geringes Selbstwertgefühl, eine niedrige Selbsteinschätzung	0	1	2	3	4
12. leicht zu irritieren	0	1	2	3	4
13. starke Stimmungsschwankungen	0	1	2	3	4
14. häufig ärgerlich	0	1	2	3	4
15. impulsiv (handeln, ohne nachzudenken)	0	1	2	3	4
16. Tendenz zu Unreife	0	1	2	3	4

Als Kind im Alter von 6 bis 10 Jahren war ich (oder hatte ich)	nicht oder sehr gering	gering	mäßig	deutlich	stark ausgeprägt
17. häufige Schuld- und Reuegefühle	0	1	2	3	4
18. Verlust der Selbstkontrolle	0	1	2	3	4
19. Neigung zu unvernünftigen Handlungen	0	1	2	3	4
20. Probleme mit anderen Kindern (keine langen Freundschaften, schlechtes Auskommen)	0	1	2	3	4
21. Unfähigkeit, Dinge vom Standpunkt des anderen aus zu betrachten	0	1	2	3	4
22. Probleme mit Autoritäten (Ärger mit Lehrern)	0	1	2	3	4
23. insgesamt mäßiger Schüler mit langsamem Lerntempo	0	1	2	3	4
24. Probleme mit Zahlen und Rechnen	0	1	2	3	4
25. meine Möglichkeiten nicht ausgeschöpft	0	1	2	3	4

Bei einer Gesamtsumme von mehr als 36 Punkten aus diesen Fragen ist AD(H)S wahrscheinlich. Bei Erwachsenen können auch die Schulzeugnisse und Schriftproben eine gute Hilfe zur Festigung der Diagnose sein.

WURS-Fragebogen für Erwachsene

Mit einem zweiten Fragebogen, der sich auf die Zeit als Erwachsener bezieht, werden die folgenden Kriterien A bis E überprüft. Die Beispiele für Symptome der Erwachsenen sind dem Buch ADHS im Erwachsenenalter[9] entnommen:

A) Sechs oder mehr der aufgeführten Symptome müssen während der letzten sechs Monate ständig vorhanden gewesen sein.

Kriterien für ein Aufmerksamkeitsdefizit im Erwachsenenalter

1 Unfähigkeit, sich an zurückliegende Handlungen zu erinnern (z. B.: Wo habe ich meinen Schlüssel abgelegt?), schriftliche Aufgaben so lange zu lesen, bis die Arbeitsanweisung verstanden ist, bei mündlicher Auftragserteilung so lange konzentriert zu bleiben, bis die Handlungsanweisung verinnerlicht ist.

2 Subjektiv langweilige Aufgaben wie z. B. Routinearbeiten am Arbeitsplatz, intellektuell wenig fordernde Aufgaben, regelmäßige Arbeitsabläufe oder uninteressant erscheinende Aufträge lösen eine erhöhte Ablenkbarkeit aus und führen damit zum Wechsel der Tätigkeit, wichtige und unwichtige Dinge sind gleichrangig.

3 Erwachsene sind häufig mit eigenen Gedanken beschäftigt, oft noch von Vorkommnissen beeindruckt, bei denen scheinbar etwas schlecht gelungen ist, und haben deshalb kein Ohr für die Umgebung.

4 Erwachsene erfassen Aufgabenstellungen nur unvollständig und fühlen sich schnell von zu erledigender Arbeit überfordert; weil keine Gliederung der Arbeit vorgenommen werden kann, wechseln sie deshalb zu einer anderen, »interessant« erscheinenden Tätigkeit.

5 Mangelnder Überblick bei der Organisation von Arbeiten; wichtig und unwichtig werden bei der Planung von Arbeitsabläufen nicht beachtet.

6 Mangelnde Fähigkeit zur Gliederung von Arbeitsabläufen führt zu schnell eintretenden Überforderungsgefühlen; häufiger Stimmungswechsel verhindert konstante Arbeitsleistung, dies führt zur häufig zu beobachtenden Selbstentwertung.

7 Bei starker Reizoffenheit Verlust der Fähigkeit, geplant vorzugehen. Deshalb keine Erinnerung an Ausgangssituationen; damit verbunden der Eindruck, sich ständig in einer unvorhergesehenen Situation zu befinden.

8 Hohe Ablenkbarkeit durch schlecht steuerbare Konzentration und ausschließliche Fokussierung auf die aktuelle Gesprächs- oder Arbeitssituation.

9 Häufig vorhandenes Gefühl, an vorzeitigem »Alzheimer« zu leiden, weil der Tagesablauf als eine Aneinanderreihung von unvorhersehbaren Ereignissen wahrgenommen wird und damit die eigentlich geplanten Vorhaben in Vergessenheit geraten.

Kriterien für Hyperaktivität im Erwachsenenalter

1 Erwachsene zappeln mit den Füßen, lassen häufig das ganze Bein zittern, trommeln mit den Fingern auf die Tischplatten oder Armlehnen von Stühlen, gelegentlich verknoten sie ihre Beine, schlingen sie um Stuhlbeine oder schlagen beim Sitzen ein Bein unter, um die motorische Unruhe zu kontrollieren.

2 Erwachsene meiden Langstreckenflüge, weil sie die erzwungene körperliche Ruhe nicht ertragen; Restaurant-, Theater- und Kinobesuche führen zu großer innerer Anspannung, wenn wenig Gelegenheit zu Bewegung existiert.

3 Erwachsene lieben Berufe mit der Möglichkeit, sich zu bewegen; sie sind häufig in Außendienstpositionen mit wechselnden Gesprächspartnern oder Orten zu finden, sie verzichten ungern auf ihr Handy, da dann eine Reizquelle entfällt; sie möchten dauernd beschäftigt sein; sie haben oft Probleme mit Nägelkauen.

4 Erwachsene betreiben gerne Sportarten, die mit einem Risiko verbunden sind, wie Drachenfliegen, Bungee-Jumping oder Motorradfahren; die extreme Reizsituation führt zu einer intensiven Konzentrationsleistung, was von den Betroffenen als angenehm erlebt wird.

5 Hektisches Rennen vermittelt ein Gefühl von Lebendigkeit, deshalb auch der Versuch, ständig mehrere Arbeiten gleichzeitig zu bewältigen; das Hasten von Arbeit zu Arbeit entlastet von starker innerer Unruhe.

6 Hyperaktive Erwachsene sprechen oft schnell und artikulieren undeutlich. Sie werden daher von der Umgebung häufig als aggressiv erlebt. Gesprächspartner kommen kaum zu Wort, da der Betroffene sich schnell an einem Thema »festbeißt«. »Smalltalk« wird als langweilig empfunden.

Kriterien für Impulsivität im Erwachsenenalter

1 Die überbordenden Ideen müssen schnell formuliert werden, bevor sie vergessen sind.

2 Die andauernde innere Spannung äußert sich in Ungeduld gegenüber der Langsamkeit anderer; betroffene Mütter leiden unter der langsamen Auffassungsgabe ihrer Kinder bei den Hausaufgaben; Schlangestehen oder Stau beim Autofahren führen zu aggressiven Verhaltensweisen.

3 Der Betroffene mischt sich häufig ungefragt in Gespräche ein und unterbricht andere; wenn er selbst nicht handeln soll, kommt schnell eine innere Unruhe in ihm auf, die ihn dazu verleitet, die Arbeit selbst zu übernehmen (z.B. die tüchtige Mutter, deren Tochter keine Chance erhält, eigene Fertigkeiten zu entwickeln).

Zusätzlich müssen die folgenden Kriterien erfüllt sein:

B) Einige Symptome der Hyperaktivität, der Impulsivität oder Unaufmerksamkeit, die Beeinträchtigungen verursachen, treten bereits vor dem Alter von sieben Jahren auf.

C) Beeinträchtigungen durch diese Symptome zeigen sich in mindestens zwei Lebensbereichen (z.B. in der Schule bzw. am Arbeitsplatz und zu Hause).

D) Es müssen deutliche Hinweise auf schwer wiegende Beeinträchtigungen der sozialen, schulischen oder beruflichen Funktionsfähigkeit vorhanden sein.

E) Die Symptome treten nicht ausschließlich im Verlauf einer tief greifenden Entwicklungsstörung oder einer anderen psychischen Erkrankung auf.

Achten Sie auf körperliche Hinweise!

Bei AD(H)S-Patienten ist häufig eine Reihe von körperlichen Anzeichen zu beobachten, die zwar nicht spezifisch für AD(H)S sind, aber eine Diagnose stützen können. Recht häufig sind trockene, brüchige Haare, Kopfschuppen, spröde Nägel und trockene Haut. Hautkontakt wird als unangenehm empfunden, viele Patienten klagen über übermäßigen Durst und häufiges Wasserlassen, und im Bereich der Augen ist oft ein Überhängen der Oberlider zu beobachten. AD(H)S-Kinder besitzen ferner häufig ein hochfeines Gehör und sind nicht selten sehr schüchtern und verträumt.

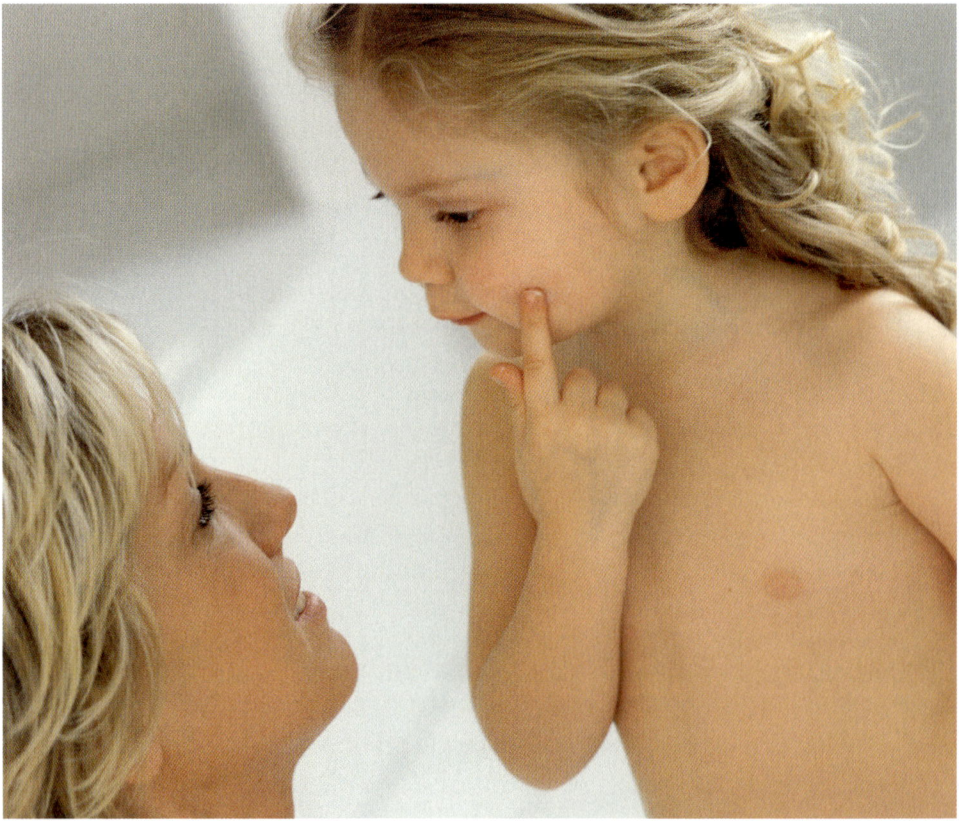

Kleine AD(H)S-Patienten leiden häufig unter trockener Haut und brüchigen Haaren.

Ursache: Nährstoffmangel

Typisch für die Krankheit ist außerdem ein ausgeprägter Mangel an bestimmten Fettsäuren sowie an Zink und Magnesium im Blut. Die Ursachen hierfür werden auf Seite 59 ff. näher beleuchtet.
AD(H)S-Kinder haben häufiger als ihre Altersgenossen gesundheitliche Probleme wie z.B. Allergien, Asthma, Ekzeme und Neurodermitis. Insbesondere Infektionskrankheiten, vor allem Mittelohrinfektionen, treten überdurchschnittlich oft auf. Häufig sind auch Schlafprobleme, Kopfschmerzen und Bauchschmerzen zu beobachten. Diese Anfälligkeiten stehen mit Nährstoffmangel in engem Zusammenhang. Allein das allergische Geschehen lässt sich recht positiv beeinflussen.

> **+ Info**
>
> Die Überempfindlichkeit von AD(H)S-Patienten zeigt sich häufig auch an der Haut. Daher können auch Hautreizungen und -krankheiten Anzeichen der Störung sein. Außerdem empfinden Betroffene Hautkontakt häufig als unangenehm.

Nahrungsmittelunverträglichkeiten und Allergien

Viele hyperaktive Kinder reagieren empfindlich auf Weizen und Kuhmilch, denn diese enthalten Stoffe (Glutene und Caseomorphine), welche die Bildung körpereigener entzündungshemmender Hormone blockieren können. Auf jeden Fall sollte beim Arzt ein großes Blutbild unter Berücksichtigung der Schilddrüsenfunktion (was nicht standardmäßig der Fall ist) angefertigt werden, da eine Hyperaktivität auch durch eine Überfunktion der Schilddrüse ausgelöst werden kann.

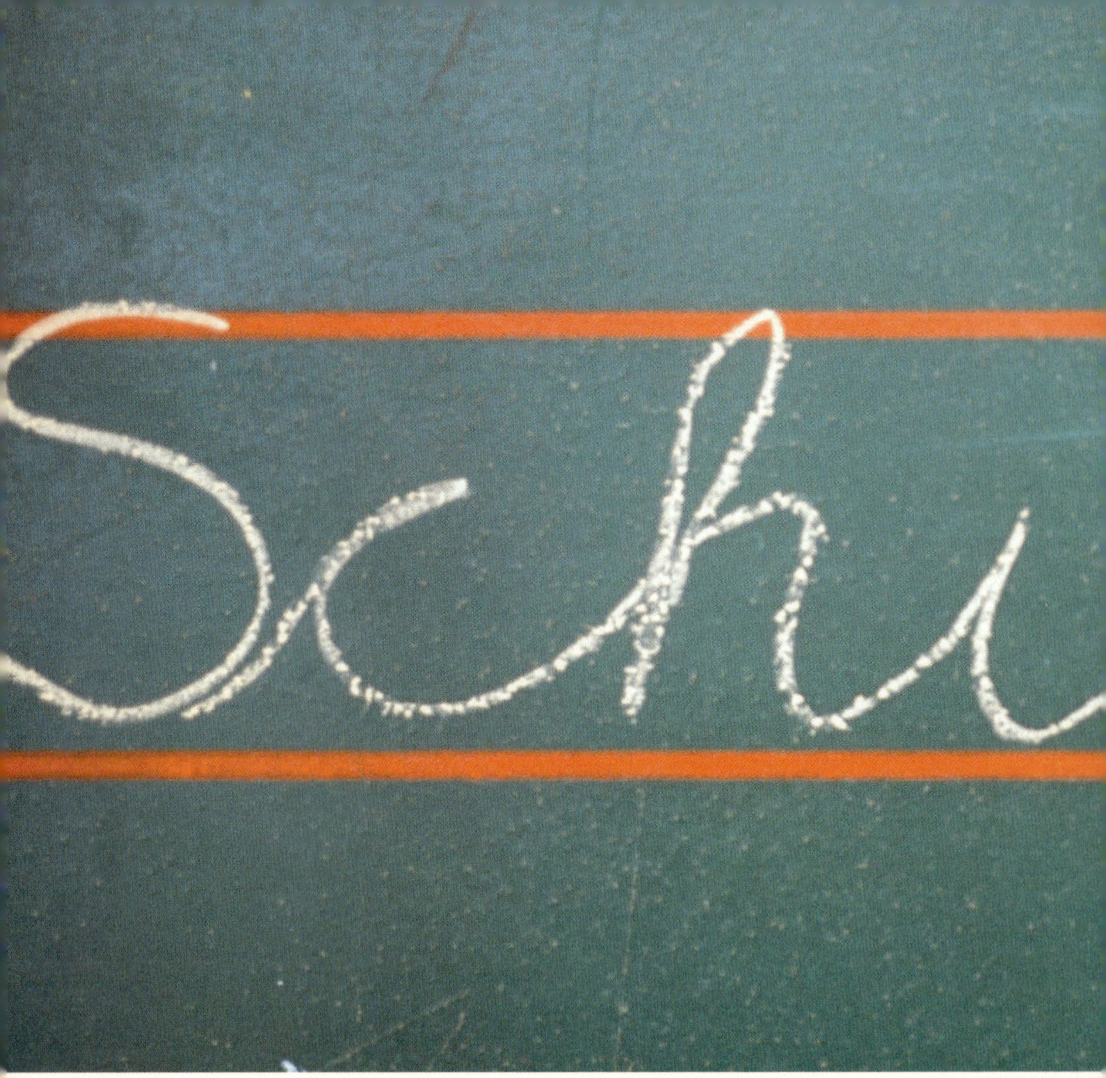
Sch

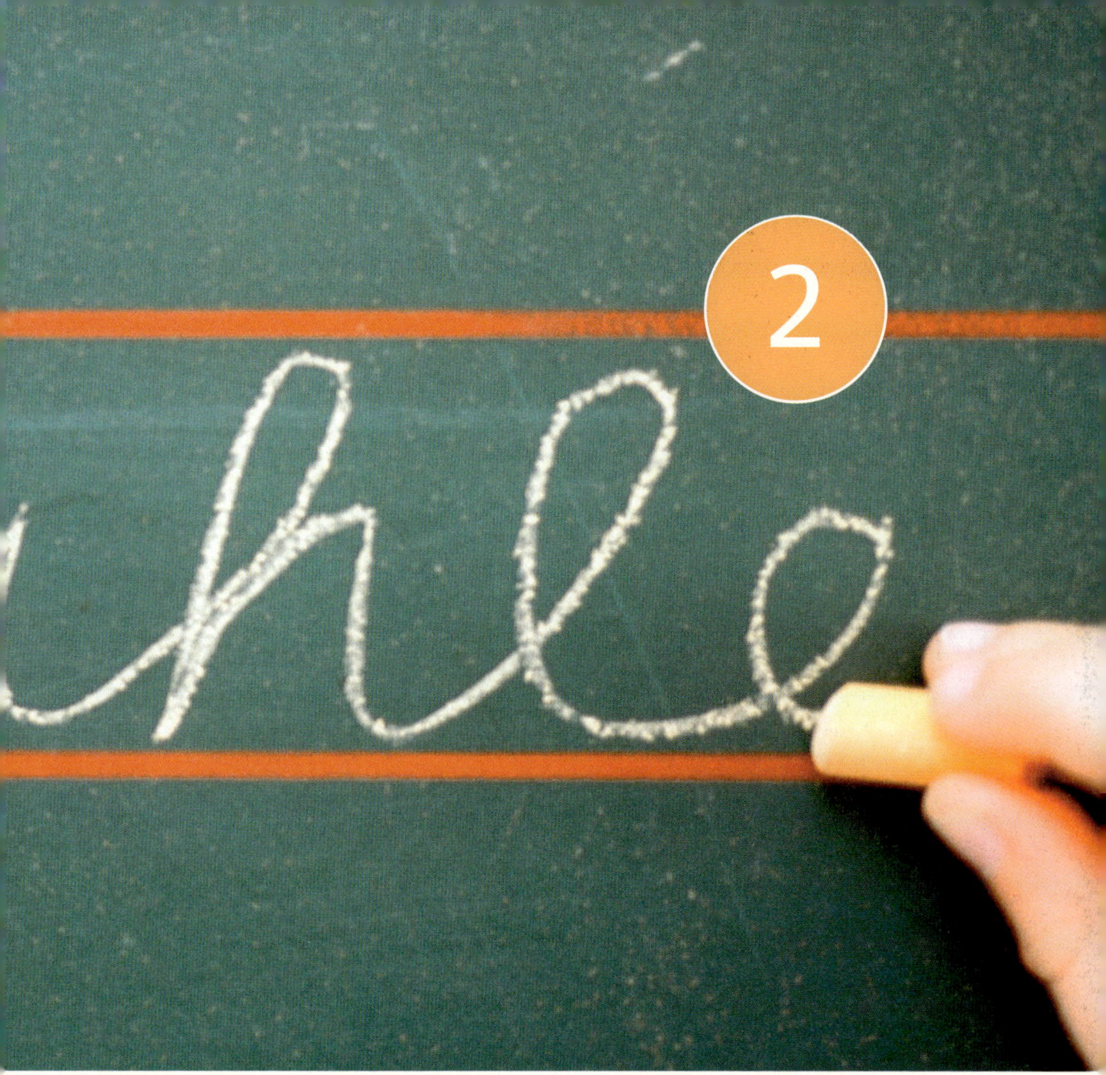

2

AD(H)S und Legasthenie …

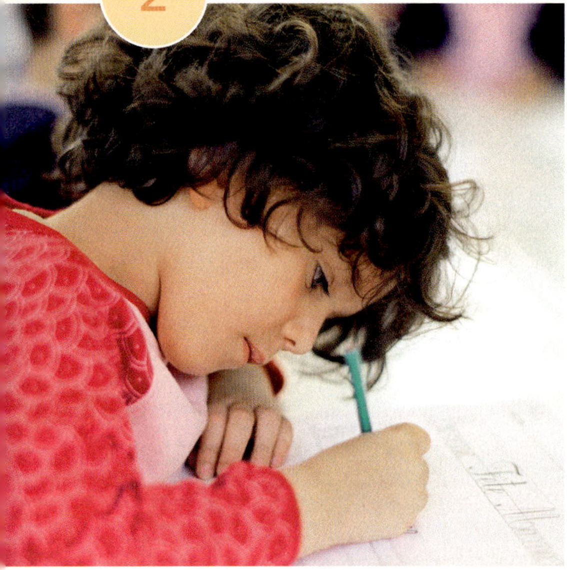

... haben vieles gemeinsam

Wussten Sie, dass die Lese-Rechtschreib-Schwäche, in der Fachsprache Legasthenie genannt, häufig zusammen mit AD(H)S auftritt? Jeder dritte AD(H)S-Patient leidet gleichzeitig unter Legasthenie oder dem Gegenstück, der Rechenschwäche (Dyskalkulie), denn teilweise sind die gleichen Gene für beide Störungen verantwortlich.

Die Legasthenie ist von AD(H)S insofern abzugrenzen, als hier nur ganz bestimmte Lernbereiche beeinträchtigt sind. Nach Untersuchungen von Prof. David Horrobin, einem der weltweit führenden Genforscher, sind aber teilweise die gleichen Gene für AD(H)S und Legasthenie verantwortlich, sodass das gemeinsame Auftreten und auch die zum Teil sehr ähnlichen Beschwerden nicht verwundern. Die mangelnde Organisation von Lebensbereichen und Aufgaben oder auch das Problem der leichten Ablenkbarkeit ist bei AD(H)S-Patienten ebenso zu finden wie bei Legasthenikern. Die Unordnung im Zimmer eines Kindes mit Lese-Rechtschreib-Schwäche oder AD(H)S kann bemerkenswerte Ausmaße annehmen.

Welche Anzeichen deuten auf eine Legasthenie hin?

Eine Mutter aus Bayern beschreibt den Weg zur Erkenntnis »Unser Kind ist Legastheniker« wie folgt:[10]
Bilderbücher anschauen? Gerne. Geschichten hören? Immer wieder. Nur selber lesen, das möchte Lukas nicht. In der ersten Klasse, als seine Sandkastenfreundin mit Begeisterung erste Bücher liest, bolzt Lukas auf dem Fußballplatz. Wir finden das in Ordnung. Schließlich gehört er in der Schule zu den Besten – die Lust am Lesen wird sicher noch kommen.

Erste Zweifel kommen uns am Ende des zweiten Schuljahres. Am Abend beherrscht Lukas das Diktat noch perfekt, am nächsten Tag macht er zehn Fehler. Auch mit neun Jahren liest er noch nicht einmal Comics. Die Krise bricht kurze Zeit später über uns herein. Mit einem kurzen, lapidaren Telefonanruf teilt uns die Schulpsychologin das Ergebnis eines Tests mit: »Lukas ist Legastheniker, Sie sollten sich um Fördermaßnahmen bemühen.«
»Das kann doch nicht sein«, lautet die erste Reaktion meiner Schwiegermutter, »bei uns in der Familie ist keiner dumm.« Ich reagiere gelassener: »Es gibt Schlimmeres.« Dann mache ich mich auf die Suche nach Erklärungen.
Für Eltern kommt die Diagnose Lese-Rechtschreib-Schwäche ähnlich wie in diesem Fall oft unerwartet, denn in der Regel handelt es sich um recht begabte Kinder. Erst in der Schule, wenn man die Lese-Rechtschreib-Fähigkeit mit Altersgenossen vergleicht, wird ein Unterschied sichtbar. Trotzdem wird die Diagnose oft erst mit neun Jahren gestellt, obgleich schon vorher deutliche Signale erkennbar sind.
Wenn das Kind in die Schule kommt, fällt den Lehrerinnen und Lehrern auf, dass es Schwierigkeiten hat, Anforderungen im Bereich Lesen und Schreiben zu erfüllen.

Ausschnitt aus dem standardisierten Rechtschreibtest eines Legasthenikers aus der sechsten Schulklasse:

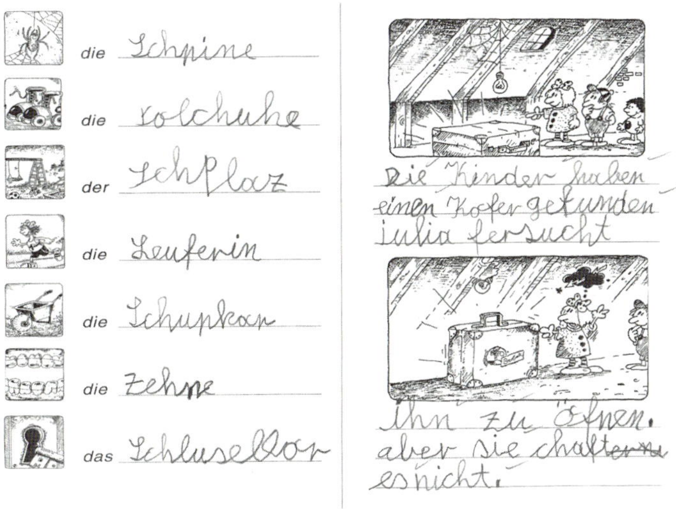

Quelle: Hamburger Schreibprobe

Legasthenie-Symptome im Überblick

Ebenso wie AD(H)S muss auch eine Lese-Rechtschreib-Schwäche von Experten untersucht und diagnostiziert werden. Folgende Anzeichen weisen typischerweise auf Legasthenie hin:

Typisch sind die folgenden Anzeichen:

- Es fällt den Kindern schwer, sich zu konzentrieren, sie lassen sich besonders leicht ablenken.
- Die Lese- und Schreibgeschwindigkeit ist deutlich geringer als bei nicht betroffenen Altersgenossen, die Kinder stocken häufig und verlieren die Zeile im Text. Wörter, Silben oder einzelne Buchstaben werden ausgelassen, vertauscht, verwechselt oder hinzugefügt. Es fällt den Kindern schwer, bestimmte Buchstaben mit den entsprechenden Lauten zu verbinden, oder es bestehen Schwierigkeiten im Zusammenziehen der Buchstaben zu Wörtern. Ähnlich klingende Begriffe, z.B. Tanne und Kanne oder Nadel und Nagel, werden verwechselt, beim Lesen vor allem ähnliche Buchstaben wie b, d und q, w und m, h und n vertauscht. Die Kinder sind extrem schlechte Buchstabierer. Viele umschreiben das Leseproblem folgendermaßen: »Die Wörter oder Buchstaben tanzen auf dem Papier herum.«

So sieht ein von AD(H)S oder Legasthenie betroffenes Kind den Text:

Sosieht ein von AHDS oder Legasthenie betoffenes Kin ddenT ext.

- Das Gelesene wird kaum verstanden und kann kaum wiederholt werden. Gravierende Probleme in der Rechtschreibung treten bei Diktaten, aber auch schon beim Abschreiben von Texten auf. Gleiche Wörter im selben Text werden unterschiedlich, aber stets falsch geschrieben.
- Die Kinder können die seitenverkehrten Spiegelbilder der Texte oftmals besser lesen als das Original.
- Trotz häufigen und intensiven Übens machen die Kinder nur geringe oder gar keine Fortschritte.
- Eine echte Lese-Rechtschreib-Schwäche ist keinesfalls vorübergehend, sondern stets ein dauerhaftes Problem.
- Stottern, Sprachbehinderungen und langsames Sprechenlernen sind typisch.
- Eltern haben oft das Gefühl, das Kind hört nicht richtig, obgleich keine organische Erkrankung feststellbar ist.
- Die Kinder haben Schwierigkeiten, links und rechts, oben und unten oder innen und außen auseinander zu halten. Auffallend häufig ist das Auftreten von Links- oder Beidhändigkeit. Wenn man die Kinder bittet, aus einem Buch vorzulesen, fragen sie beispielsweise, wo das Buch denn anfängt.
- Die Kinder haben kein Zeitgefühl. Sie wissen nicht, wie lange es her ist, seit sie die letzte Frage gestellt haben, oder haben Schwierigkeiten, Zukunft und Vergangenheit auseinander zu halten. Sie fragen z. B., ob »vorgestern der Tag nach morgen« ist, oder: »Was werden wir denn übergestern unternehmen?«
- Das Binden von Schuhschleifen gelingt auch im Alter von acht Jahren nur schwer. Kinder mit Lese-Rechtschreib-Schwäche sind vergleichsweise langsam und ungeschickt.
- Generell fehlen diesen Kindern, ähnlich wie bei AD(H)S-Betroffenen, Ordnungsstrategien. Sich nach einer Landkarte zu orientieren oder einen Namen im Telefonbuch zu finden ist daher mit größten Schwierigkeiten verbunden.

Diese Anzeichen sind, wenn sie jeweils allein auftreten, nicht spezifisch und können auch bei jedem gesunden Kind phasenweise auftreten. Auch wenn sämtliche Punkte zutreffen, kann man daraufhin noch keine sichere Diagnose erstellen. Aber sie können als Anhaltspunkte dienen. Man schätzt, dass etwa acht Prozent der Kinder unter Legasthenie leiden, bei einem Geschlechterverhältnis von etwa 3:1 (männlich:weiblich).[11] Ähnlich wie auch bei AD(H)S sind Jungen häufiger betroffen als Mädchen.
Man weiß heute, dass erbliche Faktoren bei Legasthenie eine ebenso große Rolle spielen wie bei AD(H)S. Ob und wie intensiv die Störung auftritt, hängt auch von der Nährstoffzufuhr ab. Ein schlechtes soziales oder psychologisches Umfeld kann eine Legasthenie nicht auslösen!

Wann tauchte die Legasthenie erstmals auf?

Die Legasthenie ist keine neue Krankheit, sie wurde bereits im frühen 19. Jahrhundert von dem praktischen Arzt W. Pringle Morgan beschrieben. Er veröffentlichte im *British Medical Journal* einen Artikel über den 14-jährigen Jungen Percy, der in all seinen Fähigkeiten den durchschnittlichen Begabungen seiner Altersklasse entsprach, mit einer Ausnahme: Er konnte trotz größter Bemühungen nicht lesen. Einige Jahre später beschrieb der schottische Augenarzt Hinshelwood mehrere Fälle von Kindern, die bei guter körperlicher und geistiger Gesundheit trotz Unterrichts nicht lesen und schreiben lernten. Er bezeichnete dieses Phänomen als Wort-Blindheit und veröffentlichte wenige Jahre später das erste Buch über dieses Thema.
Der Begriff Legasthenie wurde allerdings erst 1916 von dem Mediziner Paul Ranschburg eingeführt (Asthenie = Schwäche).

Biologische Ursachen

Gegen Ende der 1970er-Jahre wurde von dem amerikanischen Neurobiologen Albert Galaburda durch Hirnschnitte verstorbener Legastheniker nachgewiesen, dass übereinstimmende Anomalien im Sprachzentrum und im Sehzentrum vorliegen, der Defekt also eindeutig biologische Ursachen hat. Spätere Untersuchungen aus den 1990er-Jahren belegen, dass erwachsene Legastheniker bei visuellen Tests auf langsame und kontrastreiche Reize ebenso schnell reagieren wie gute Leser. Bei schnellen und sich bewegenden Reizen mit niedrigem Kontrast aber schnitten die Legastheniker deutlich schlechter ab als die gesunden Versuchspersonen. Da beim Lesen eine sehr rasche Informationsverarbeitung erforderlich ist, erklären sich hiermit die Leseschwierigkeiten.

Die Diagnose Legasthenie

Die Kriterien zur Diagnose einer Legasthenie variieren von Land zu Land ein wenig. Generell wird zunächst die Geschichte des Kindes erfragt, anschließend werden einige Tests durchgeführt. Im Kern geht es darum, den deutlichen Unterschied zwischen allgemeiner Intelligenz einerseits und den Leistungen beim Lesen und Schreiben andererseits zu ermitteln. Hierbei werden standardisierte Testverfahren eingesetzt.

Die Diagnose einer Lese-Rechtschreib-Störung wird durch Ärzte für Kinder- und Jugendpsychiatrie und -psychotherapie oder Diplompsychologen gestellt. Ein einfacher Lese- und/oder Rechtschreibtest allein reicht auf keinen Fall aus, um eine Legasthenie von allgemeinen Lese- und Rechtschreib-Schwierigkeiten abzugrenzen; die Diagnose muss durch verschiedene Parameter erhärtet werden.

*** Tipp**

Folgende Untersuchungen sollten in jedem Fall durchgeführt werden:

- die Erfassung der Sprachentwicklung und des Sprachverständnisses
- Tests zu allgemeinen intellektuellen Fähigkeiten, vor allem zur nicht sprachlichen Intelligenz
- ein Abgleich dieser Resultate mit den Lese- und Rechtschreib-Fertigkeiten

Gängige Testverfahren

Ein standardisiertes Testverfahren zur Früherkennung ist das Bielefelder Screening zur Früherkennung von Lese- und Rechtschreib-Fähigkeit (BISC), das Mitte der 1990er-Jahre von Professor Martin Ptok von der Abteilung Phoniatrie und Pädaudiologie der Medizinischen Hochschule Hannover entwickelt wurde. Dieses Verfahren kann schon in der zweiten Hälfte des letzten Kindergartenjahres eingesetzt werden, also bevor das Kind lesen und schreiben lernt. Im Mittelpunkt stehen hier die Wahrnehmung und Unterscheidung von Silben und Lauten.

Info

Zusätzlich können weitere Untersuchungen durchgeführt werden, z. B. Untersuchungen

- zur allgemeinen Konzentration und Aufmerksamkeit
- zur motorischen Entwicklung (Grob- und Feinmotorik)
- zur visuellen und akustischen Wahrnehmung und zu Differenzierungsleistungen
- zum räumlichen Sehen
- zum Kurzzeitgedächtnis für äußere Reize

Ein bei Älteren häufig verwendetes Testverfahren ist der Hamburg-Wechsler-Intelligenztest für Kinder. Der Sprach-Intelligenzquotient (IQ), der altersabhängige Entwicklungs-IQ und der Gesamt-Durchschnitts-IQ werden hierbei verglichen. In der Regel liegt der sprachliche IQ deutlich unter den anderen beiden. Klafft zwischen sprachlicher Intelligenz und Gesamtintelligenz eine große Lücke, so ist dies ein deutliches Signal für eine Legasthenie. Exakte Werte, wie groß diese Lücke sein muss, existieren aber nicht. Die Diagnose erfordert daher Übung und Erfahrung!
Hilfreich ist gegebenenfalls auch eine Untersuchung in einem Blick-Labor, bei der die Bewegungsrichtungen der Augen beim Lesen eines Textes geprüft werden.

Bekannte Persönlichkeiten mit Legasthenie

Berühmte Legasthenie-Patienten sind z. B. die großen wissenschaftlichen Erfinder und Entdecker Thomas Alva Edison und Albert Einstein, die beide, wie bereits erwähnt, auch von AD(H)S betroffen waren (siehe Seite 22). Edisons Schriftbild sah im Erwachsenenalter noch immer so aus wie das eines kleinen Kindes. Er hatte intensive Tagträume mit deutlichen und kreativen Bildern, die ihn zu neuen Erfindungen inspirierten. Ähnliches wird von Albert Einstein berichtet, der in der Kinder- und Schulzeit als langsam, verträumt und faul beschrieben wurde, weil er seine Aufgaben nicht zu Ende führte.
Auch von Leonardo da Vinci nimmt man an, dass er Legastheniker war. Allein die Tatsache, dass er die Ergebnisse seiner Untersuchungen in Spiegelschrift protokollierte, spricht für eine entsprechende Veranlagung.
Weitere berühmte Persönlichkeiten sind z. B. Winston Churchill und Hans Christian Andersen. Churchill überstand die Schulzeit nur, weil seine Mutter ihm alle Bücher vorlas. Seine berühmten Reden hat er einem Stab von Sekretärinnen diktiert und selbst niemals gelesen. Andersen half ein Freund, die

fantasievollen Märchen aufzuschreiben. Legastheniker sind oft recht kreativ, um ihr Handicap zu verbergen. Nicht oder nicht richtig lesen zu können ist in einer schreibenden Gesellschaft ein gravierender Nachteil. So erklärt sich auch das dreimal häufigere Auftreten von Depressionen bei Legasthenikern gegenüber der gesunden Vergleichsgruppe.

Auch Tom Cruise hat eine Lese-Rechtschreib-Schwäche. Weil sein Vater als Mechaniker häufiger den Arbeitsplatz wechselte, besuchte der kleine Tom 15 verschiedene Schulen, was das Problem Legasthenie zu einer persönlichen Katastrophe werden ließ. Ebenso hat sich der in Deutschland populäre Fernsehmoderator Jürgen Fliege öffentlich zu seiner Krankheit bekannt.

Wodurch entstehen AD(H)S und Legasthenie?

AD(H)S und Legasthenie wurden bislang in jeder Nation und jeder Kultur entdeckt, in der danach gesucht wurde. Es sind Erkrankungen, die es schon lange gibt, die früher aber offensichtlich deutlich seltener ausbrachen. Es steht fest, dass AD(H)S eine Erkrankung ist, deren Anlage von Generation zu Generation weitergegeben wird. Zwillingsstudien bei ein- und zweieiigen Zwillingen liefern hierzu Belege. Wenn bei eineiigen Zwillingen mit identischem Erbgut ein Zwillingskind an AD(H)S erkrankt, hat das Geschwisterkind mit 90-prozentiger Wahrscheinlichkeit ebenfalls AD(H)S. Wenn die Anlage für AD(H)S nicht vererbt würde, müsste diese Wahrscheinlichkeit deutlich niedriger ausfallen. Bei zweieiigen Zwillingen stimmen noch 25 Prozent der Gene überein. Die Wahrscheinlichkeit, dass beide an AD(H)S erkranken, beträgt immerhin noch zwischen 32 und 50 Prozent, sie ist also viel größer als bei nicht verwandten Kindern.

> *** Tipp**
>
> **Wissentliche Studien haben bewiesen: Bei der Entstehung von AD(H)S spielen auch genetische Faktoren eine entscheidende Rolle.**

25 Prozent der Eltern von AD(H)S-Kindern haben ebenfalls AD(H)S. Prof. David Horrobin und sein Kollege Crispin Bennett haben die Forschungsliteratur durchgesehen und festgestellt, dass mindestens 15 Gene auf drei Chromosomen AD(H)S auslösen können.

Man schätzt, dass etwa 50 000 Gene insgesamt die Informationen für den Bau des menschlichen Körpers beinhalten. Gene sind einzelne Baupläne in unserem Erbgut, die wie etwa beim Zusammenbau eines Pkw Aussehen, Größe und Funktion bestimmter »Teile« (z. B. von Nerven, Organen, Enzymen und Muskeln) bestimmen. Damit wird auch verständlich, warum die Krankheit einerseits vererbbar ist, aber andererseits nicht bei jeder Generation in vollem Maße auftritt. Außerdem spielen bestimmte Umweltfaktoren (z. B. die Zufuhr von Nährstoffen) für das Ausbrechen eine Rolle. Stellen Sie sich die einzelnen Gene als Teile eines Puzzles vor. Nur alle Teile zusammen ergeben ein deutliches Bild von AD(H)S und führen zu einer ausgeprägten Form.

Das AD(H)S-Gen-Puzzle

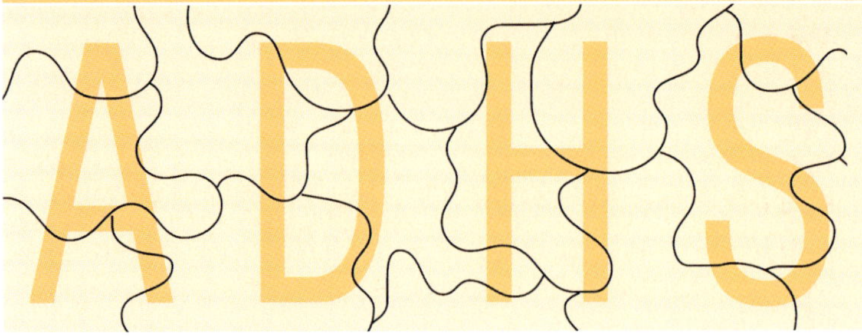

Nur wenn alle Puzzle-Teile zusammentreffen, wird ein Bild erkennbar

Wie wird AD(H)S vererbt?

Wenn beide Elternteile nur einen Teil der erforderlichen Erbinformation, also des Puzzles, liefern, tritt bei ihnen selbst AD(H)S nicht auf. Vielleicht ist die eine oder andere Verhaltensauffälligkeit bei den Eltern feststellbar, aber eben nicht das vollständige Bild von AD(H)S. Treffen die erforderlichen Teile von beiden Eltern in den Kindern zusammen, kann AD(H)S unter bestimmten Bedingungen ausbrechen.

Durch dieses Modell wird auch verständlich, dass AD(H)S-Krankheitsfälle zwar viele Gemeinsamkeiten aufweisen, aber vom Beschwerdebild her nie identisch sind. Je nachdem, wie viele Gene in welcher Kombination im individuellen Fall vorliegen, verschiebt sich das Beschwerdebild in die eine oder andere Richtung.

Inwiefern hängen die Krankheitsmerkmale mit den Genen zusammen?

Info

Funktionieren die Verbindungsstellen nicht einwandfrei, geraten die Verkehrsströme wie bei einem Autounfall ins Stocken.

Die Forschungsergebnisse der letzten Jahre zeigen folgenden Zusammenhang zwischen den Genen und den Krankheitsmerkmalen: Für die Symptome ist bei ausgebrochenem AD(H)S eine gestörte Reizweiterleitung im Gehirn verantwortlich. Die Reizverarbeitung steuert unser Verhalten und alle bewussten und unbewussten Vorgänge. Man kann sich das Nervengewebe im Gehirn modellhaft vorstellen wie ein komplexes Netz von Verkehrswegen, also etwa Autobahnen, Bundesstraßen, Landstraßen, Seitenstraßen und Wanderwegen. Zwischen den Verkehrswegen existieren Verbindungsstellen. An diesen Verbindungsstellen stehen jeweils Ampeln, Verkehrspolizisten oder Schilder, die den Verkehr regeln.

Diese Verbindungsstellen sind im menschlichen Gehirn chemische Botenstoffe, die so genannten Neurotransmitter. Sie steuern den »Straßenverkehr«, die Reizweiterleitung. Die drei bekanntesten und wichtigsten Verbindungsstellen heißen Noradrenalin, Serotonin und Dopamin, die jeweils unterschiedliche Funktionen haben (siehe Grafik rechts). Bei AD(H)S-Patienten ist das Gleichgewicht dieser Botenstoffe in unterschiedlicher Ausprägung gestört.

Man kann sich das modellhaft so vorstellen, als ob im Straßenverkehr die falschen Verkehrszeichen an der richtigen Stelle stehen. Wenn die Ampel Grün statt Rot anzeigt oder andere Verkehrszeichen falsch platziert sind, entstehen mehr Verkehrsunfälle; die gesamte Verkehrsführung gerät ins Stocken. Ähnlich sieht es in einem AD(H)S-Gehirn aus.

Eigenschaften und Verhältnis der Nervenbotenstoffe bei Gesunden

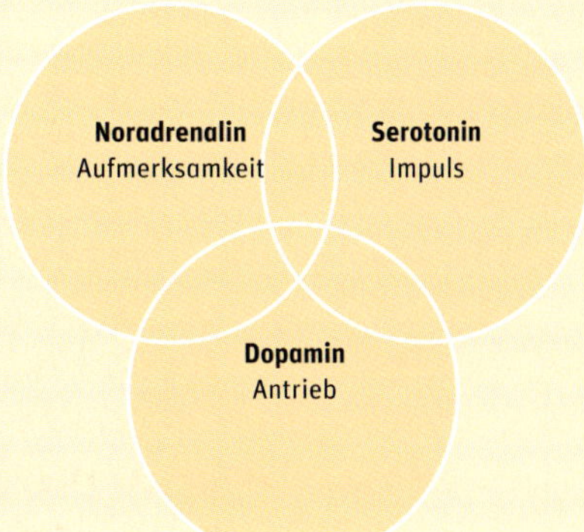

Abbildung modifiziert nach Holsboer-Trachsler 1998[13]

Störung der Botenstoffe = Störungen im Nervenverkehr

Der Neurotransmitter Dopamin steuert den Antrieb, Noradrenalin die Aufmerksamkeit und Serotonin das Impulsverhalten und die Stimmung. Das bedeutet, dass sie die drei Hauptbeschwerden verursachen, die das AD(H)S-Krankheitsbild ausmachen:

- Ein Mangel an Serotonin senkt die Frustrationsgrenze, was zu Wutausbrüchen und aggressivem Verhalten führen kann, ferner können Depression und Angststörungen auftreten. Bei Kindern mit schwer ausgeprägter AD(H)S wurde ein Mangel an Serotonin festgestellt.[12] Serotonin steuert also im weitesten Sinne das Sozialverhalten, Aggressionen und die Stimmung.

- Weiterhin konnte eine erhöhte Dichte an Dopamintransportern nachgewiesen werden, die Dopamin aus dem Verbindungsspalt zwischen den Nervenendigungen herausfischen und in die Nervenendigung zurücktransportieren. Im Ergebnis herrscht daher ein Mangel an Dopamin vor, was als Ursache für die Hyperaktivität und die Koordinationsschwierigkeiten angesehen wird. Der Dopaminstoffwechel ist also ebenfalls gestört.

- Ein Mangel an Noradrenalin dürfte für die verminderte Aufmerksamkeit verantwortlich sein.

Die drei AD(H)S-Grundtypen (Träumervariante, Mischtyp, vorwiegend hyperaktive Variante) lassen sich mit der Mangelsituation bei jedem Nervenbotenstoff in Verbindung bringen. Patienten vom vorwiegend hyperaktiven Typus haben also offensichtlich in besonderem Maße Probleme mit dem Nervenbotenstoff Dopamin, wohingegen die Träumervariante vorwiegend ein Problem im Bereich des Botenstoffes Noradrenalin aufweist. Beim Mischtypus sind offensichtlich Probleme bei beiden Neurotransmittern vorhanden. Je nach

= Fazit

Bei AD(H)S liegt eine gravierende Störung im Bereich der Botenstoffe Serotonin, Noradrenalin und Dopamin vor.

+ Info

Je nachdem, ob alle drei Kreise gleich oder unterschiedlich betroffen sind, ist das Krankheitsbild in die eine oder andere Richtung verschoben. Mit Medikamenten lassen sich Störungen im Bereich der Neurotransmitter ausgleichen, allerdings wirken die Mittel immer nur jeweils auf einen bestimmten Nervenbotenstoff.

Impulsivität ist der Serotoninstoffwechsel beeinflusst. Besorgte Eltern fragen häufig nach dem Zusammenhang zwischen einer Parkinson-Erkrankung und AD(H)S. Verschiedentlich wurde die Vermutung geäußert, eine AD(H)S-Erkrankung führe zu einem erhöhten Risiko im späteren Alter an Parkinsonismus zu erkranken. Bei der Parkinson-Erkrankung liegt zwar ebenfalls ein Mangel am Nervenbotenstoff Dopamin vor, was zu Bewegungs- und Koordinationsstörungen führt, jedoch ist das Krankheitsgeschehen ein völlig anderes. Bei der Parkinson-Erkrankung kommt es zu einem Abbau von Dopamin produzierendem Nervengewebe (Substanzia nigra). Alle bisher verfügbaren wissenschaftlichen Daten zeigen, dass kein Zusammenhang zum Krankheitsbild AD(H)S besteht.

Was bewirken die bei AD(H)S eingesetzten Medikamente?

Die bei AD(H)S verabreichten Medikamente normalisieren das Ungleichgewicht der Neurotransmitter. Stimulanzien wie z.B. Ritalin® wirken fast nur auf Dopamin, folglich lässt die Hyperaktivität wesentlich nach. Antidepressiva erhöhen die Serotoninmenge, das Impulsverhalten wird normalisiert und die Stimmung stabilisiert. So genannte Noradrenalin-Wiederaufnahmehemmer erhöhen die verfügbare Noradrenalinmenge, sodass die Aufmerksamkeit sich verbessert.

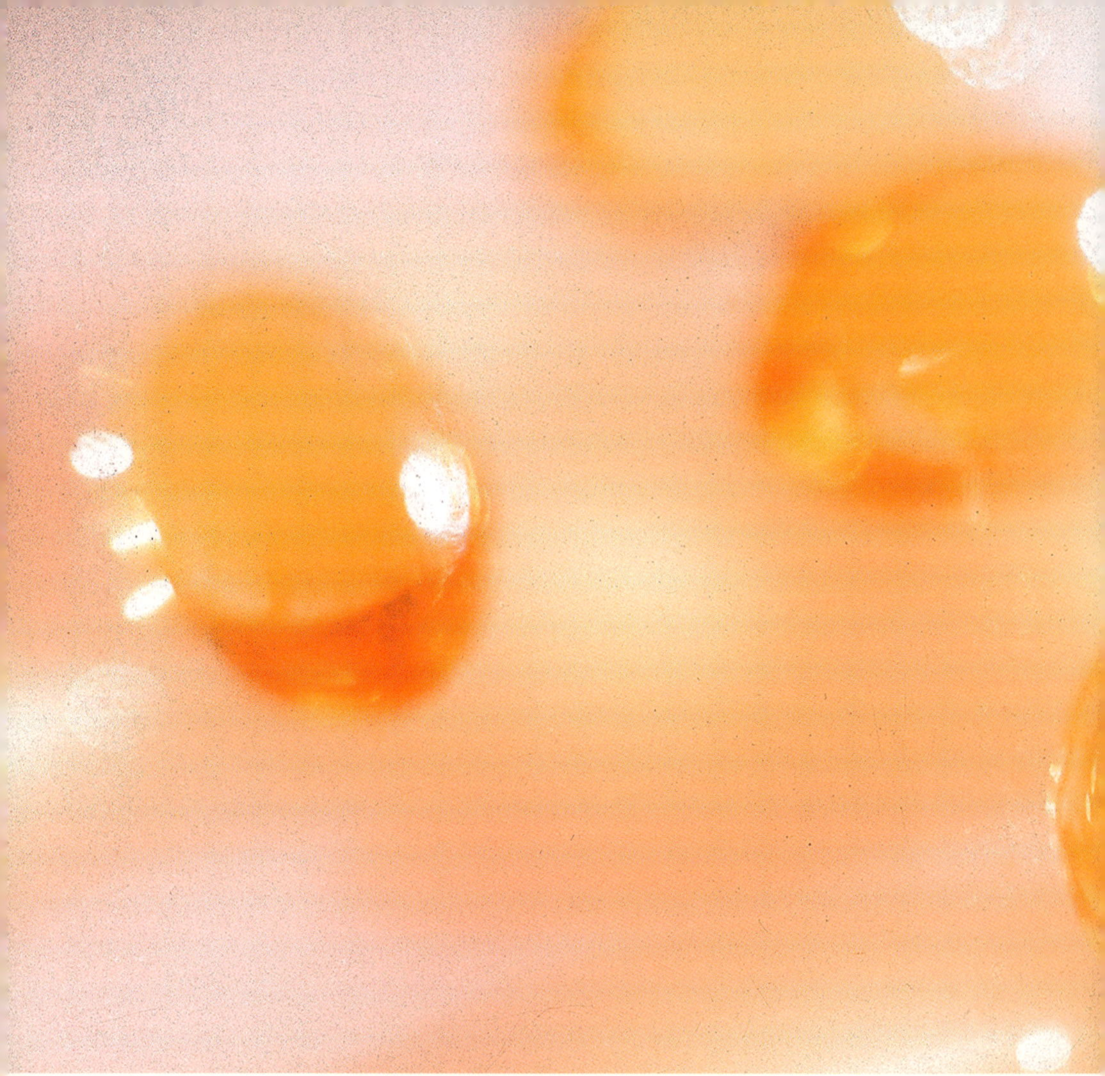

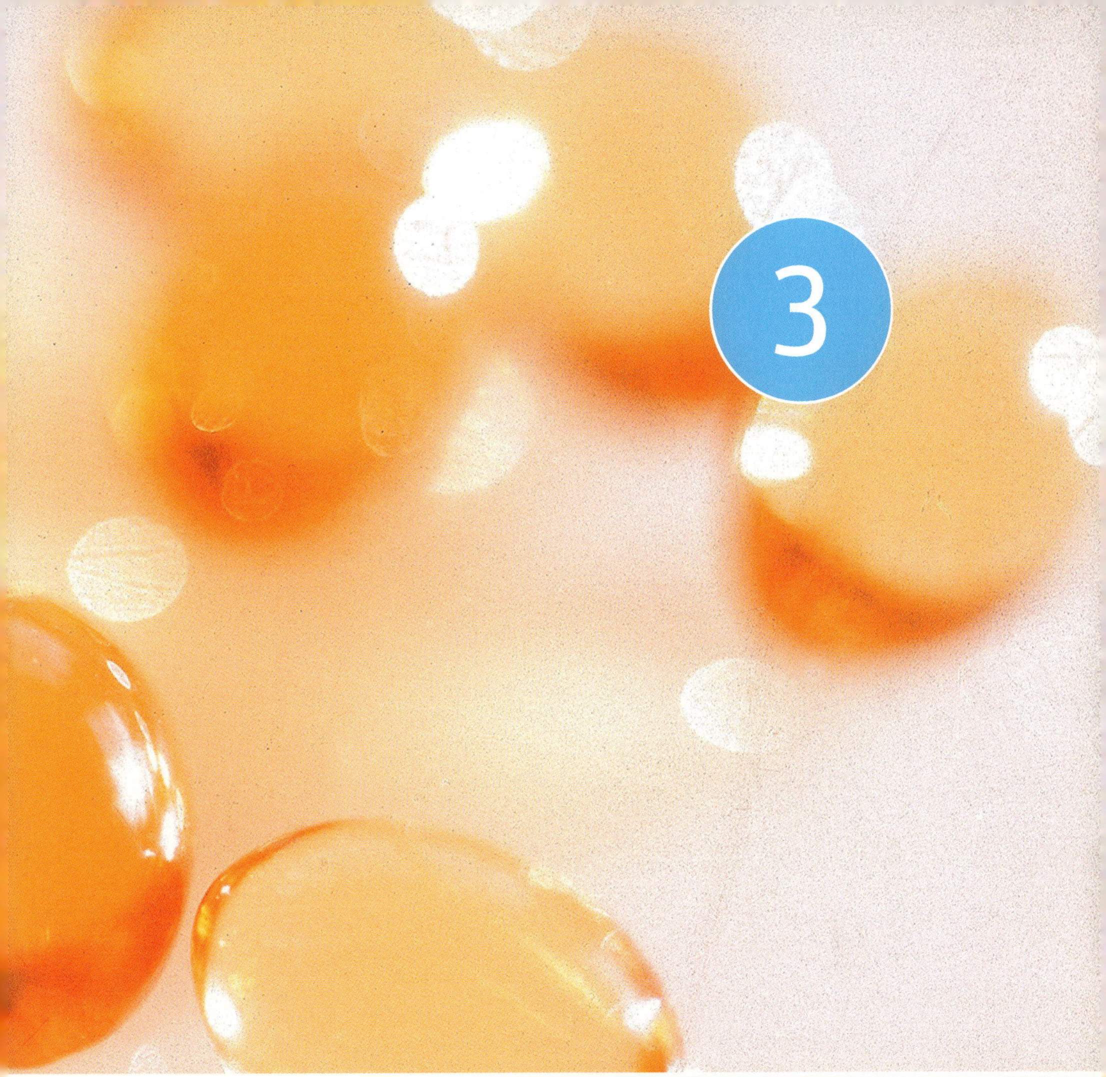

3

Die Therapie …

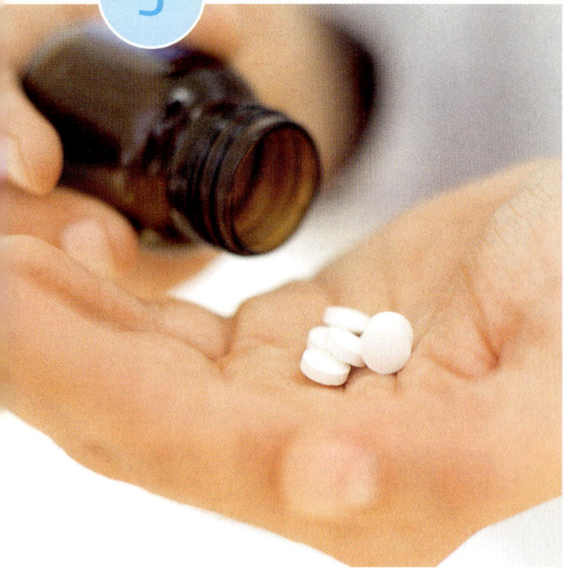

... mit Stimulanzien und Nährstoffen

Medikamente zur Linderung der AD(H)S-typischen Symptome verfehlen meist ihre Wirkung nicht. Dennoch sollten sie nicht leichtfertig verschrieben werden: Bisher existieren keine Langzeitstudien, die Risiken für mögliche Spätfolgen ausschließen. Und es gibt mittlerweile andere viel versprechende Therapieansätze, z.B. die Nährstofftherapie.

Wunderwaffe Ritalin®?

Eine medikamentöse Therapie ist nur bei AD(H)S bzw. beim kombinierten Auftreten von AD(H)S und Legasthenie möglich. Legasthenie allein kann nicht medikamentös behandelt werden. Die erste Möglichkeit, das Ungleichgewicht der Neurotransmitter zu normalisieren, besteht darin, durch Medikamente in den Neurotransmitterstoffwechsel einzugreifen. Rund 75 000 von AD(H)S betroffene Kinder erhalten aktuell Methylphenidat (Handelsnamen: Ritalin®, Medikinet®, Equasym®, Concerta®).[14] In den USA und England ist bereits seit einigen Jahren ein weiterer Wirkstoff (Atomoxetin, Handelsname: Strattera®) im Handel, für den seit 2005 in Deutschland eine Zulassung erteilt ist.

Der bedenkliche Aufstieg eines Medikaments

Chemisch gesehen, gehört Methylphenidat (Ritalin®) zu den Stimulanzien (Amphetaminen), nicht aber bei AD(H)S-Patienten. Die bei AD(H)S-Patienten vorhandene Gefährdung für einen Drogenkonsum wird durch die medikamentöse Behandlung sogar gesenkt. Es hat bei nicht bestimmungsgemäßem Gebrauch ein Suchtpotenzial. Dass ein anregendes Stimulans bei AD(H)S die Patienten beruhigt, erscheint nicht gerade logisch. Wie diese Wirkung zu Stande kommt, ist bis heute auch nicht gänzlich geklärt.

In den späten 30er-Jahren des vorigen Jahrhunderts haben Mediziner des Bradley Hospitals in Rhode Island AD(H)S-Kinder mit Amphetaminen aus Testgründen behandelt und dabei überraschenderweise den beruhigenden Effekt festgestellt. Dieser kleine Versuch mit nur wenigen Kindern war der Ausgangspunkt für den heutigen breiten Einsatz dieser Amphetamine.

Der Anstieg der Verschreibungen war in den vergangenen Jahren enorm. 1993 wurden insgesamt 39 kg Ritalin® verschrieben, 2001 bereits 693 kg. Das verstärkte Auftreten von AD(H)S dürfte einerseits mit der zunehmenden Aufklärung über die Störung zusammenhängen, andererseits mit der erheblichen Zunahme an Fast Food in der Kinderernährung und der ständig abnehmenden Zufuhr an Gehirnfettsäuren zu tun haben. Die Drogenbeauftragte der Bundesregierung, Marion Caspers-Merk, zeigte sich bereits im August 2001 über diesen Anstieg der Ritalin®-Verordnungen besorgt, weil sich die Hinweise häufen, dass Methylphenidat (Ritalin®) nicht immer nach dem aktuellen Stand der medizinischen Wissenschaft eingesetzt wird.[15]

Methylphenidat wurde bereits 1944 entdeckt und ist seit 1954 im Verkehr. Zunächst wurde es wegen seiner nachhaltig anregenden Wirkung bei chronischen Ermüdungserscheinungen, bei depressiven Verstimmungen und in der Rekonvaleszenz eingesetzt, später wegen seiner appetithemmenden Eigenschaften zur Gewichtsreduktion. Wegen seines Suchtpotenzials wurde es in den 1970er-Jahren dem Betäubungsmittelgesetz unterstellt. Seit 1971 wird es bei AD(H)S eingesetzt, amtlich zugelassen für diesen Anwendungsbereich ist es aber erst seit 1997.

Die Wirkdauer

Ritalin® wird in Form von Tabletten verabreicht und beginnt nach etwa einer halben Stunde für etwa dreieinhalb Stunden zu wirken. Eine längere Wirkungsdauer, nämlich über sechs Stunden, haben Ritalin SR® (nur in den USA, in Kanada und in der Schweiz erhältlich) oder Concerta®, welches zwölf Stunden lang wirkt. Eine vergleichbare Substanz ist Pemolin (Tradon®), das bei Kindern etwa sieben bis acht Stunden wirkt.

+ Info

Anders als bei gesunden Kindern wirkt Ritalin® bei AD(H)S-Patienten ausgleichend und beruhigend. Die Aufmerksamkeit und soziale Kontaktfähigkeit werden positiv beeinflusst. Ein weiterer Vorteil ist die rasche Wirkung. Dennoch: Bei immerhin 25 bis 30 Prozent der Patienten bleibt die Stimulanzienbehandlung völlig wirkungslos.[16]

Heute wird Pemolin in Deutschland nur noch selten eingesetzt, da es unter der Therapie zu einigen Fällen von Leberversagen gekommen ist. Falls es dennoch verschrieben wird, müssen in zweiwöchigem Rhythmus die Leberwerte streng überwacht werden.

Wirkungen und Nebenwirkungen von Methylphenidat

Unter Ärzten, Psychologen und Betroffenen herrscht eine heftige Debatte über die Wirkungen, Nebenwirkungen und möglichen Spätfolgen von Methylphenidat (Ritalin®) auf ein sich in der Entwicklung befindliches kindliches Gehirn. Der entscheidende Nachteil von Ritalin® ist, dass mögliche Spätfolgen einer Dauerbehandlung nicht hinreichend untersucht sind. Ritalin® wird zwar schon viele Jahre lang eingesetzt, aber es existiert bisher keine Langzeitbeobachtungsstudie von der Pubertät bis ins Erwachsenenalter, die ein geringes Risiko eindeutig belegen würde. Dies gilt ebenso für die chemisch verwandten anderen Stimulanzien, die gegen AD(H)S eingesetzt werden. Es sind zwar bislang von behandelnden Ärzten keine gravierenden, dauerhaften Gehirnveränderungen oder Schäden beschrieben worden, aber die Bedenken bleiben.

Langzeitstudien fehlen

Da das Präparat schon viele Jahre im Handel ist, hätten entsprechende Studien eine Gefahrlosigkeit inzwischen belegen können. Man muss sich in der Tat fragen, warum der Hersteller solche Studien nicht durchführt.

! Vorsicht

Selbst der Hersteller bemerkt in der gesetzlich vorgeschriebenen »Information für Fachkreise«, die nur Ärzten und Apothekern zugänglich ist, dazu:
»Die Langzeit-Sicherheits- und -Wirksamkeitsprofile von Ritalin SR® sind noch nicht gänzlich bekannt. Deshalb sollten Patienten unter Langzeitbehandlung sorgfältig überwacht werden.«[17]
Das schreibt, wohlgemerkt, der Hersteller!

Methylphenidat ist sicher ein hochwirksames Medikament, es birgt aber durchaus gesundheitliche Gefahren beim Dauereinsatz über viele Jahre. Aus Tierversuchen geht hervor, dass die Substanz das Potenzial hat, die Struktur und Funktionsfähigkeit des Gehirns zu beeinflussen. Versuche an Ratten zeigen, dass Nervenzellen im Wachstum gehemmt werden. Inwieweit diese Ergebnisse auf den Menschen übertragbar sind, ist nicht klar, aber sie stimmen nachdenklich. Immerhin werden Tierversuche in der Pharmaindustrie eingesetzt, um die Wirksamkeit und mögliche Risiken von neuen Arzneimitteln beim Menschen einschätzen zu können.

Was Sie vor der Einnahme von Methylphenidat wissen sollten

Beim Einsatz von Stimulanzien kann der Blutdruck ansteigen und die Reizweiterleitung im Herzen beeinträchtigt werden, was zu Herzjagen und sogar Herzrhythmusstörungen auch schon bei Kindern führen kann. Bei einem Herzfehler des Patienten muss eine Therapie mit Ritalin® daher unterbleiben. Auch die Körpergröße ist ein wichtiger zu berücksichtigender Faktor. Durch die regelmäßige Einnahme von Amphetaminen wird das Längenwachstum oftmals eingeschränkt, sodass eine geringere Körpergröße im Vergleich zum Altersdurchschnitt oder/und ein geringeres Körpergewicht die Folge sein können. Ursache ist der appetithemmende Effekt.

! Vorsicht

Da Ritalin® bei Tierversuchen zu Missbildungen geführt hat, ist ein Einsatz während einer Schwangerschaft unzulässig. Bei Frauen im gebärfähigen Alter muss auf eine strikte Empfängnisverhütung geachtet oder die Behandlung während der Schwangerschaft unterbrochen werden.

Weitere mögliche Nebenwirkungen sind Schlafstörungen, verstärkte Reizbarkeit, aggressives Verhalten, Magenbeschwerden, Kopfschmerzen, Schwindel, gesteigerte Herzfrequenz, Mundtrockenheit, Übelkeit, Erbrechen, übermäßiges Schwitzen, Fieber und Gelenkschmerzen.

Anna Baumgaertel von der kindermedizinischen Abteilung der Vanderbilt-Universität in Nashville, Tennessee, schreibt dazu:

»Viele Eltern wenden sich alternativen Behandlungsmethoden zu, weil sie besorgt sind über das Risiko einer starken psychoaktiven Medikation über eine unbestimmbare und lange Periode ... «[18]

Ritalin® – für Kleinkinder ungeeignet!

Risikobehaftet ist der Einsatz bei Kleinkindern unter sechs Jahren, weil hier keinerlei Untersuchungen vorliegen, das Medikament für diese Altersstufe nicht zugelassen und eine exakte Diagnose des Krankheitsbildes in diesem Alter nur schwer möglich ist.
Zudem ist der Einfluss einer starken psychoaktiven Medikation auf ein noch jüngeres und daher empfindlicheres Gehirn größer als bei älteren Kindern. Eine amerikanische Studie aus dem Jahr 2000 zeigt dennoch einen dramatischen Anstieg der Verschreibungen in dieser Altersgruppe. Über einen Zeitraum von fünf Jahren erhielten 200 000 amerikanische Kinder zwischen zwei und fünf Jahren Ritalin®. Genaue Zahlen liegen für Deutschland leider nicht vor.

! Vorsicht

Kindern unter sechs Jahren sollte kein Ritalin® verschrieben werden.

Strattera®

Strattera® ist ein in England und den USA bereits zugelassenes Medikament, das anders als Methylphenidat selektiv auf den Nervenbotenstoff Noradrenalin wirkt. Es kann sowohl bei Kindern (ab sechs Jahren) als auch bei Erwachsenen eingesetzt werden und wird stufenweise aufdosiert, um die Nebenwirkungen zu beherrschen.
Diese Nebenwirkungen fallen, wie bei Psychopharmaka allgemein üblich, umfangreich aus. So können u.a. Blutdrucksteigerungen, Magersucht, Krampfanfälle (Epilepsie), Verstopfung, Mundtrockenheit, Verdauungsbeschwerden, Übelkeit, Benommenheit, Kopfschmerz, Schlaflosigkeit, Stimmungsschwankungen, Menstruationsstörungen, Prostatabeschwerden, Impotenz, Harnverhalten, Herzrasen, Taubheitsgefühle und ein Kribbeln in den Gliedmaßen auftreten. Zumeist sind diese Beschwerden aber von kurzer Dauer.
Zusammenfassend lässt sich feststellen, dass Strattera® über einen anderen Mechanismus wirkt als Methylphenidat. Es kann eingesetzt werden, wenn andere therapeutische Maßnahmen nicht ausreichend greifen. Die Patienten müssen sorgfältig überwacht werden (Blutbild, Blutdruck, Puls, Körpergewicht, Körpergröße), da Daten über die Langzeitanwendung bislang nicht vorliegen.[19]

AD(H)S – eine Stoffwechselstörung

In den Genen sind unter anderem die Baupläne für Enzyme festgelegt. Enzyme sind Werkzeuge, die wir für einen einwandfrei funktionierenden Stoffwechsel benötigen. Kehren wir zur Verdeutlichung zu unserem Beispiel vom Auto zurück: Man kann sich den Stoffwechsel vorstellen wie eine industrielle Fabrikationshalle, in der Autos am Fließband hergestellt werden. Nur wenn alle Werkzeuge (z. B. Bohrer, Schrauber, Schweißgeräte) perfekt funktionieren, verlassen fehlerfreie Pkws die Fabrikationshalle. Als Endprodukt des »Fließbandes im Gehirn« entstehen die Botenstoffe Dopamin, Noradrenalin und Serotonin. Bei AD(H)S sind durch fehlerhafte Gene (Baupläne) einige der Werkzeuge am Fließband nicht voll funktionstüchtig. Als Folge kommt es zu einem gravierenden Ungleichgewicht zwischen den drei Überträgerstoffen, und schon ist das Chaos perfekt. Stellen Sie sich nun vor, Sie liefern genau die fehlenden Zwischenprodukte, um die Arbeitsstationen mit den defekten Werkzeugen zu überbrücken. In diesem Fall können wieder funktionstüchtige Pkws die Halle verlassen. Beim AD(H)S-Patienten bedeutet dies, dass ausreichende und normale Mengen an Botenstoffen (Neurotransmittern), nämlich Dopamin, Noradrenalin und Serotonin, gebildet werden.

= Fazit

Stimulanzien sind hochwirksame Arzneimittel mit einem entsprechenden Spektrum an Nebenwirkungen. Nicht ohne Grund unterstehen diese Stoffe dem Betäubungsmittelgesetz. Entscheidend wichtig für den medikamentösen Einsatz sind daher eine gründliche und sorgfältige Diagnose und ein Abwägen nach dem AD(H)S-Schweregrad. In welchem Maße ist die Entwicklung eines Kindes gefährdet (Sonderschule, selbstgefährdendes Risikoverhalten, dekompensierte Familiensituation)? Stimulanzien haben ihren Stellenwert bei schweren Formen von AD(H)S, die auf andere therapeutische Maßnahmen nicht ausreichend ansprechen. Eine sorgfältige medizinische Überwachung ist Voraussetzung für die Behandlung. Wenn irgend möglich, sollten Sie eine Dauerbehandlung Ihres Kindes sorgfältig abwägen und durch andere therapeutische Verfahren (Nährstofftherapie, Verhaltenstherapie) begleiten.

Wirkweise der Nährstofftherapie

Situation bei Gesunden

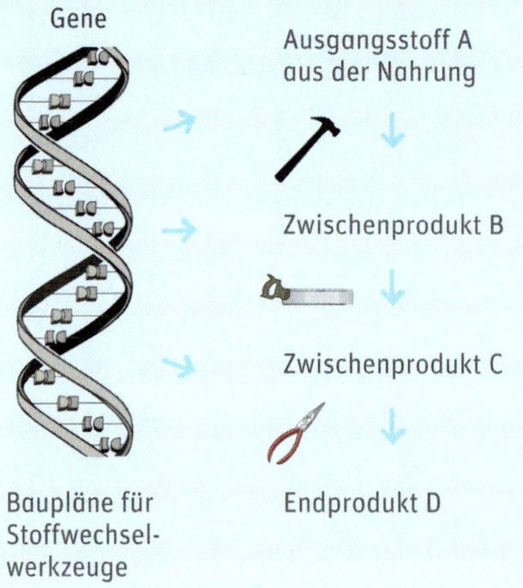

Situation bei AD(H)S-Betroffenen

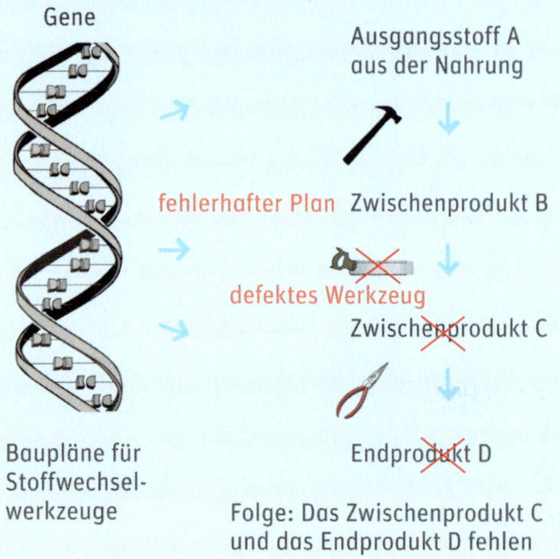

Situation bei AD(H)S-Betroffenen mit Ernährungstherapie

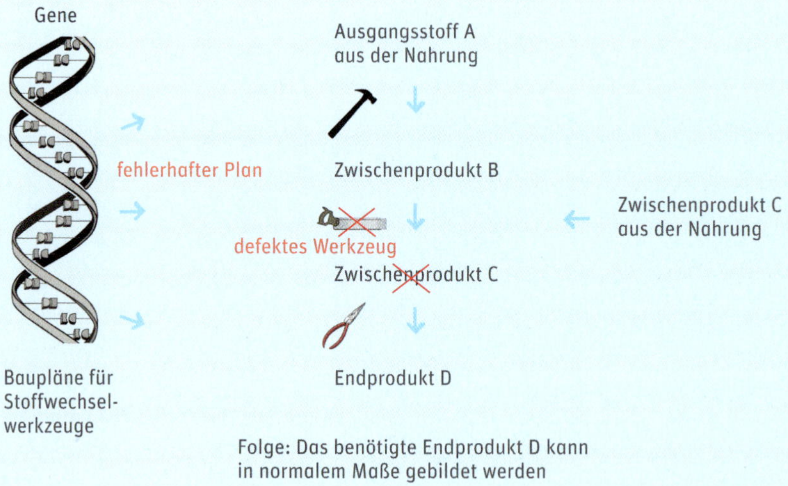

Die Abbildungen auf Seite 60 zeigen schematisch die Situation bei Gesunden und bei AD(H)S-Patienten ohne und mit Lieferung der Zwischenprodukte. Dies ist die Situation bei AD(H)S und ganz ähnlich auch bei der Legasthenie: Tritt eine mangelhafte Versorgung mit einem Zwischenprodukt durch den Gendefekt ein, kann das benötigte Endprodukt nicht mehr in ausreichendem Maße gebildet werden. Bei ausreichender Nährstoffversorgung, die auch die betreffenden Zwischenprodukte liefert, treten die Krankheitsbeschwerden deutlich schwächer auf, denn das benötigte Endprodukt D kann mithilfe der fehlenden Nährstoffe gebildet werden. Die ungünstige erbliche Anlage ist nach wie vor vorhanden, aber die Symptome und Beschwerden werden deutlich abgemildert.

Nährstofftherapie bei AD(H)S

Bei der Nährstofftherapie von AD(H)S sind zwei Aspekte von entscheidender Bedeutung:

1. An welche Nährstoffe ist unser Körper von Natur aus angepasst? Was ist erforderlich, was eher schädlich?
2. Wie stellt sich die Situation bei AD(H)S dar? Was ist anders als bei Gesunden und was folgt daraus für die Behandlung?

Der Mensch hat im Vergleich zu seiner Körpermasse ein einzigartig großes Gehirn. Die Gehirnmasse einer erwachsenen Person beträgt etwa 1500 g. Während die Körperlänge in den letzten drei Millionen Jahren um etwa ein Drittel zugenommen hat, ist das menschliche Gehirn in dieser Zeit um das Dreifache gewachsen! Das Gehirn der uns am nächsten verwandten Tierarten, Gorilla und Schimpanse, wiegt gerade einmal 300 bis 400 g. Ein zweijähriges Kind hingegen hat bereits eine Hirnmasse von gut einem Kilogramm.

Welche Rolle spielen Nährstoffe für das Gehirn?

Ein großes Gehirn kann nur dann ausgebildet werden, wenn auch ausreichend Baustoffe zur Verfügung stehen. Das menschliche Gehirn muss also infolge einer über lange Zeiten gleich bleibend reichhaltigen und optimalen Ernährung gewachsen sein. Archäologische Befunde belegen, dass diese rasante Entwicklung des menschlichen Gehirns ihren Höhepunkt mit dem Cromagnon-Menschen zum Ende der letzten Eiszeit vor ungefähr 18 000 Jahren erreichte. Dieser wies mit etwa 1650 g das bisher größte Gehirn auf.

Schaut man auf die geologische Zeittafel, dann fällt auf, dass in die letzten 2,5 Millionen Jahre fast alle Eiszeiten der Erdgeschichte fallen. Die Jahresdurchschnittstemperatur in Nordamerika, Eurasien und weiten Teilen Afrikas lag zwischen –5 und –10 °C, selbst am Äquator wurden nur –1 bis –2 °C erreicht. Die Sommer waren sehr kurz, die Vegetation spärlich und die Überlebensbedingungen extrem hart. Welche Nahrung hat unter diesen Umweltbedingungen eine solch dauerhafte Gehirnentwicklung ermöglicht und warum schrumpft das menschliche Gehirn seit der letzten Eiszeit wieder?

Unser Gehirn ist in Bezug zum Körpergewicht nicht nur größer als jenes aller Tierarten, es verbraucht auch deutlich mehr Energie, ist also wesentlich aktiver. Im Ergebnis bedeutet dies, dass wir ein im Vergleich zu allen anderen Lebewesen einzigartig großes, aktives und daher Energie zehrendes Gehirn haben. Gleichzeitig haben sich in den letzten 2,3 Millionen Jahren der Magen und der Darm im Vergleich zu unseren vegetarisch lebenden Vorfahren erheblich verkleinert. Dies deutet darauf hin, dass Nährstoffe in hoher Konzentration und in leicht aufschließbarer Form zur Verfügung gestanden haben müssen. Die Verkleinerung des Verdauungssystems auf die heutige Größe war also in diesem Eiszeitumfeld mit keinerlei Nachteilen verbunden. Unsere Vorfahren entwickelten sich daher dank einer Gehirnaufbauspezialkost zusehends prächtiger.

+ Info

Urmenschen deckten ihren Nährstoffbedarf zu einem nicht geringen Teil mit tierischen Nahrungsmitteln.

Die wichtigste Nährstoffquelle für unsere Vorfahren

Pflanzliche Kost kommt als Nährstoffquelle nicht infrage, denn diese ist relativ nährstoffarm. Es gibt heute keine Zweifel mehr, dass Urmenschen, um das Überleben und die Fortpflanzung zu sichern, zunehmend auf tierische Nahrungsmittel zurückgriffen. Da Insekten und Kleingetier zwar hochwertiges Protein, aber kaum Fette liefern und saftige T-Bone-Steaks kaum zur Verfügung standen, stellt sich die Frage, was diese spezielle energiereiche und hochwertige Nahrungsquelle war. Da unsere Vorfahren erst später zu erfolgreichen Großwildjägern wurden und Aas dank hungriger Raubtiere ebenfalls kaum zur Verfügung gestanden haben kann, muss eine andere Quelle vorhanden gewesen sein. Raubtieren und Aasfressern blieb die wertvolle Nahrungsquelle der zurückbleibenden Skelette verschlossen: das vom Knochenschädel geschützte Gehirn und das Knochenmark der Beutetiere. Nur wer über ausreichend Intelligenz verfügte und Steine als Werkzeug einsetzen konnte, war in der Lage, sich diese Nährstoffquelle zu erschließen.

= Fazit

Das außergewöhnliche Hirnwachstum unserer Vorfahren während der letzten Eiszeiten wurde möglich durch den Verzehr von Hirnmasse, die in idealer Weise die Nervenbaustoffe in leicht aufzuschließender Form liefert. Damit war über hunderttausende von Jahren die Voraussetzung für ein vermehrtes Hirnwachstum gegeben. In Zeiten von BSE kann man diese Nährstoffquelle natürlich nicht mehr empfehlen.

Unentbehrlich für die Gehirnfunktion: die Fettsäuren AA und DHA

Möglicherweise sind Sie überrascht zu hören, dass das Gehirn, genauer gesagt die Nervenzellhüllen, hauptsächlich aus Fett bestehen. Unser Gehirn ist, bezogen auf den Energiegehalt, zu etwa 40 Prozent aus Eiweiß und zu etwa 60 Prozent aus Fett aufgebaut! Wir sind also im wahrsten Sinne des Wortes Fettköpfe. Es handelt sich hierbei allerdings um andere Fette als jene in der Bauch- und Hüftregion. Die hochungesättigten Fettsäuren Arachidonsäure (AA) und Docosahexaensäure (DHA) bilden im Verhältnis 1:1 die Nervenzellhülle. Sie sind unentbehrliche Bestandteile jeder einzelnen Nervenzelle und gehören zur Gruppe der Gehirnfettsäuren. Das Verhältnis dieser Fettsäuren beträgt in allen anderen Geweben übrigens zwischen 3:1 und 6:1, was deutlich macht, wie wichtig das Verhältnis dieser Fettsäuren für die Gehirnfunktion ist.

Wie sich der menschliche Speiseplan im Lauf der Jahrtausende veränderte

Gegen Ende der letzten Eiszeit vor etwa 18 000 Jahren geschah etwas Bemerkenswertes: Die Temperaturen stiegen an, das Klima wurde milder und die Vegetation dichter. Gleichzeitig setzte eine Bevölkerungsexplosion ein, der Wildbestand schrumpfte und zudem starben viele Landtiere wegen mangelnder Anpassung an die neuen klimatischen Bedingungen aus. Deshalb änderten sich die Ernährungsgewohnheiten der Menschen grundlegend – von einer abwechslungsreichen Kost als Jäger und Sammler hin zu einer zwar mengenmäßig ausreichenden, dafür aber eintönigeren Ernährung, basierend auf Ackerbau und Viehzucht. Wildpflanzen, Wildfleisch und Fisch auf dem Speiseplan wurden durch Getreide und Zuchtfleisch ersetzt. Bedingt durch die Tatsache, dass Zuchttiere mit Getreide gemästet werden, fehlen hier die für die Bildung von DHA wichtigen Vorstufen aus Wildpflanzen. Dadurch kommt es zu einem Mangel an DHA in Zuchtfleisch und gleichzeitig einem Überschuss an AA. Wild lebende Hirsche, Elche, Bisons, Rinder und Hühner enthalten etwa fünfmal mehr DHA als landwirtschaftliche Zuchttiere.

Die in Getreideprodukten enthaltenen Fettsäuren können im menschlichen Körper zudem weiter zu AA umgebaut werden, sodass sich durch einen hohen Getreidekonsum indirekt der Arachidonsäurepegel erhöhen kann und das Gleichgewicht noch weiter gestört wird.

+ Info

Mit dem Beginn von Ackerbau und Viehzucht verschlechterte sich die Nährstoffversorgung qualitativ.

Gründe für den Mangel an Gehirnfettsäuren in unserer Nahrung

Die Gehirnfettsäuren DHA und AA existieren ausschließlich in tierischen Lebensmitteln. Die meisten Wildtiere sind in der Lage, DHA aus einer pflanzlichen Vorstufe zu bilden, die sie mit der natürlichen Nahrung aus ihrem Lebensraum aufnehmen. Zwar standen tierische Lebensmittel (Schweine-, Rinder-, Schafs- und Ziegenfleisch) mit dem Wechsel zur Verfügung, aber die Fleisch- und vor allem die Fettqualität von Zuchttieren wurde durch die Fütterung mit Getreide und anderen Futtermitteln anstatt mit den zuvor üblichen Wildpflanzen deutlich schlechter als jene von Wildtieren. Damit ist die Zufuhr an DHA mit der Umstellung auf die Viehzucht noch einmal gesunken, und das wichtige 1:1-Verhältnis von DHA zu AA, an das wir von der Evolution her angepasst sind, wird nicht mehr erreicht.

Eine weitere drastische Verschlechterung der Lebensmittelqualität setzte mit der Industrialisierung der Lebensmittelproduktion vor etwa 100 Jahren ein. Die Zufuhr von Zucker und anderen schnell verwertbaren Kohlenhydraten, an die der menschliche Körper nicht angepasst ist, nahm noch einmal zu; die Eiweißzufuhr sank und die Fettsäurezufuhr verschlechterte sich im Hinblick auf Menge und Zusammensetzung.

Heute ist bekannt, dass dieser Wechsel vom Jäger-und-Sammler-Dasein zu Ackerbau und Viehzucht treibenden Gesellschaften eine Reduktion der Körper- und Gehirngröße zur Folge hatte.
Außerdem gingen damit eine höhere Säuglingssterblichkeit, eine kürzere Lebenszeit, ein Ansteigen von Herz-Kreislauf-Erkrankungen und Infektionskrankheiten, eine Zunahme an Eisenmangelanämie (Blutarmut durch Eisenmangel), an Knochenerkrankungen wie Osteoporose und eine Zunahme von Karies einher.[20]
Mit Beginn der Sesshaftigkeit des Menschen nahm eine paradoxe Entwicklung ihren Lauf: Durch den Ackerbau konnte zwar der Hunger einer größeren Menge an Menschen gestillt werden, jedoch bei gleichzeitig deutlich schlechterer Nahrungsqualität. Zwar werden die Menschen in industrialisierten Ländern heute deutlich älter als jene Menschen vor der letzten Eiszeit, aber dies hat andere Gründe (Hygiene, Gesundheitssystem, Schutz vor Naturgewalten). Wenn zusätzlich die erforderlichen Nährstoffe in optimaler Menge zugeführt werden, können heute noch übliche und häufige Krankheiten im Vorfeld vermieden oder sogar erfolgreich therapiert werden.
Das Gehirn unterliegt wie alle anderen Organe auch einem ständigen Auf- und Umbauprozess. Wenn DHA nicht in ausreichendem Maße zur Verfügung steht, werden in die Nervenzellmembranen ähnliche, aber ungeeignete Fettsäuren eingebaut, was zu Fehlfunktionen führt.
Aus AA und aus DHA werden zudem unterschiedliche Hormonfamilien (Prostaglandine) gebildet, die sich in ihren Wirkungen erheblich unterscheiden. Mit einer Verschiebung des Fettsäuregleichgewichts wird damit auch das Hormongleichgewicht gestört, was wiederum einen zusätzlichen Einfluss auf die Nervenbotenstoffe Serotonin, Dopamin und Noradrenalin hat. Problematisch sind vor allem langfristige Verschiebungen.

+ Info

Besonders problematisch sind also:

1. der Wechsel von Wildpflanzen, Früchten und Samen als pflanzlichen Lebensmitteln zu Getreideprodukten als Hauptnahrungsmitteln,
2. eine deutliche Verschlechterung der tierischen Fettqualität und
3. die zunehmend industrielle Herstellung und Verarbeitung von Lebensmitteln, welche in bestimmten Fällen mit einer Abnahme des Gehaltes an Gehirnfettsäuren einhergeht und gleichzeitig zu einer Zunahme an bestimmten Schadstoffen (trans-Fettsäuren, siehe Seite 103) führt.

Anteile der unterschiedlichen Fettsäuren in der Nahrung und ihre Veränderung von der Steinzeit bis heute.[21]

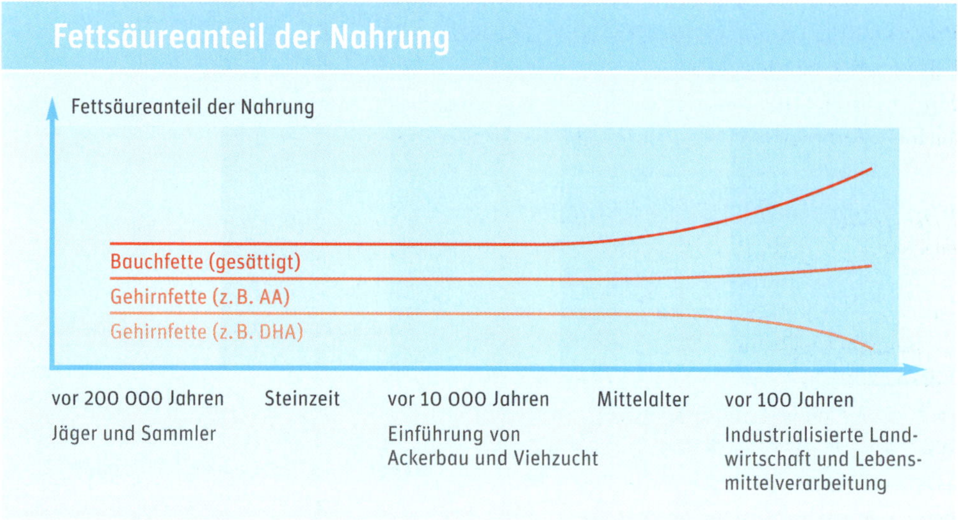

Fettarme Ernährung – der falsche Weg!

Durch die »Low-Fat«-Kampagnen der vergangenen 30 Jahre hat Fett in unseren Köpfen einen schlechten Ruf erworben. Wenn es einen Übeltäter für Figurprobleme, Gesundheitsstörungen und Pickel gibt, dann kann es sich wohl nur um Fett handeln, so die zwar einfache, aber falsche Annahme.

Die Ernährungsgesellschaften der meisten westlichen Industrienationen empfahlen über die letzten Jahrzehnte eine kohlenhydratreiche und fettarme Ernährung, vor allem, um des gewaltigen Problems Übergewicht Herr zu werden. Fette mit 9 kcal pro Gramm sind zwar energiereicher als ein Gramm Kohlenhydrate, das gerade einmal 4 kcal liefert. Die logisch erscheinende – aber falsche – Schlussfolgerung: Wer viel Fette isst, wird dick und krank, wer wenig Fette isst, bleibt schlank. Und so sank der Gesamtfettverzehr im Durchschnitt und damit auch die Zufuhr an Gehirnfettsäuren.

Verschlimmernd wirkte sich aber noch die Empfehlung aus, den Getreideverzehr sozusagen zur Basisernährung zu machen. Wie Sie wissen, liefern die Getreidearten vorwiegend Fette der Omega-6-Reihe. Dass die Empfehlung einer

fettarmen Ernährung falsch ist, belegt die in westlichen Industrienationen gerade durch einen verminderten Verzehr von Fetten enorm angestiegene Zahl an Übergewichtigen; in den USA – der Heimat von »Low-Fat«, und »No-Fat«-Produkten – ist Adipositas mittlerweile das am schnellsten wachsende Gesundheitsproblem überhaupt.
Mit einer Einschränkung der Fettzufuhr, speziell der Gehirnfettsäuren, geht auch ein Anstieg an AD(H)S und Legasthenie einher.

Ein Mangel an Gehirnfettsäuren führt zu vielfältigen Beschwerden

Tatsächlich ist Fett ein Baustoff, ohne den Leben nicht möglich ist. Ebenso wie Eiweiß, Vitamine, Mineralstoffe oder Spurenelemente muss Fett täglich zugeführt werden. Wichtig ist hierbei, um welche Fette es sich handelt. Tatsache ist, dass Fett nicht gleich Fett ist, denn die Qualität entscheidet.
Wie Sie bereits wissen, unterscheiden wir Bauchfette und Gehirnfette. Aus DHA und AA werden die Nervenzellhüllen gebildet und eine Reihe von lebenswichtigen Reglerstoffen (Hormonen). Bei einem Mangel entstehen zunächst leichte Beschwerden und Gesundheitsstörungen, später können sich daraus schwer wiegende Krankheitsbilder entwickeln – angefangen bei nachlassender Konzentrationsfähigkeit, verminderter Frustrationstoleranz, Stimmungsschwankungen und Depressionen über ein gesteigertes Entzündungsgeschehen bis hin zu Allergien, Asthma, Ekzemen, rheumatischen Erkrankungen, erhöhten Blutfettwerten, Bluthochdruck, Thrombosen, Arteriosklerose und vielen anderen Krankheiten. Diese Vielfältigkeit macht deutlich, welche zentrale Funktion Fettsäuren im Stoffwechsel wahrnehmen.[23]

= Fazit

Wichtige Gehirnbaustoffe sind in unserer Ernährung seit der Einführung des Ackerbaus knapp geworden. Mit der Verbreitung der industriellen Landwirtschaft vor etwa 100 Jahren und der starken Verarbeitung der Lebensmittel trat eine weitere drastische Verschiebung bei den Gehirnfettsäuren und den ungünstigen gesättigten Fettsäuren ein. Der Mensch ernährt sich nicht mehr art- bzw. »gehirngerecht«. Wenn vegetarisch lebende Tierarten auf Dauer mit Fleisch gefüttert werden, entstehen Krankheiten, wofür das Auftreten von BSE durch die Tiermehlverfütterung nur ein Beispiel ist. Mit Einführung des Ackerbaus in die Jäger- und-Sammler-Gesellschaft nahm die Gehirngröße des Menschen bereits um zehn Prozent ab.[22]

Was ist bei AD(H)S-Patienten und Menschen mit Legasthenie anders?

Um die Frage nach dem Unterschied zwischen dem Stoffwechsel eines gesunden Menschen und dem eines AD(H)S-Betroffenen zu beantworten, müssen wir zunächst die unterschiedlichen Fettarten genauer kennen lernen.

Aufbau von Fetten

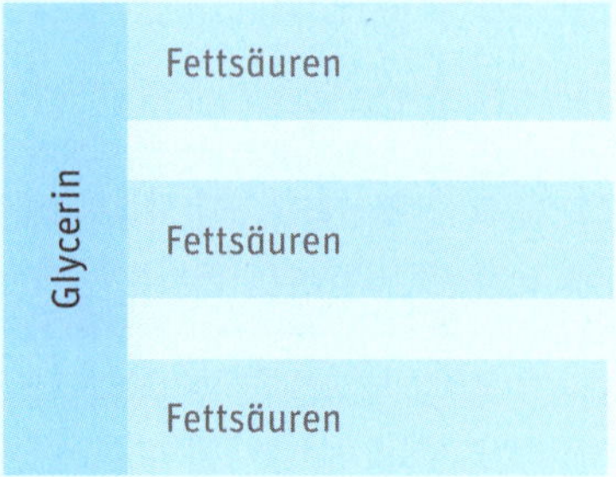

Für die Gesundheit unentbehrlich: die richtige Fettsäure

Ein Fett ist ähnlich aufgebaut wie der Buchstabe E. Es besteht aus einem langen, senkrechten Baustein und drei waagerechten Schenkeln. Den senkrechten Balken nennt man Glycerin, die drei waagerechten Schenkel sind die so genannten Fettsäuren. Das Glycerin ist also ein Bindeglied zu den Fettsäuren.

Von den Fettsäuren existieren wiederum zahlreiche Vertreter, die sich in Familien einteilen lassen. Man unterscheidet zwei große Gruppen: die gesättigten Fettsäuren und die ungesättigten Fettsäuren. Bei den gesättigten Fettsäuren gibt es zwischen den einzelnen Kohlenstoffatomen keine Doppelbindungen, bei den ungesättigten treten eine oder mehrere dieser Doppelbindungen auf. Bei den ungesättigten Fettsäuren unterscheidet man wiederum drei Untergruppen, und zwar die so genannte Omega-3-, die Omega-6- und die Omega-9-Reihe.

*** Tipp**

Nehmen Sie lieber Sonnenblumen- statt Olivenöl, denn Olivenöl gehört zu den Omega-9-fettsäurereichen und damit entbehrlichen Fetten.

Zu den gesättigten Fettsäuren (Bauchfetten) gehören Bratfette wie z. B. Biskin®, Palmin® und Frittierfette zur Zubereitung von Pommes frites und Chips. Omega-3-Fettsäuren (Gehirnfette) sind in nennenswerten Mengen und in einer verwertbaren Form heute nur noch in fetten Fischsorten, Muscheln und Shrimps enthalten. Omega-6-Fettsäuren (Gehirnfette) finden sich hauptsächlich in

pflanzlichen Ölen und Margarine, so besonders in Sonnenblumenöl, Maiskeimöl, Weizenkeimöl, Safloröl, Sojaöl, Walnussöl und auch in Rapsöl, ferner in Diätmargarinen und anderen Margarinearten.
Omega-9-Fettsäuren sind entbehrlich und daher wie die gesättigten Fettsäuren zu bewerten, denn sie liefern hauptsächlich Energie.

Fettsäuren im Überblick

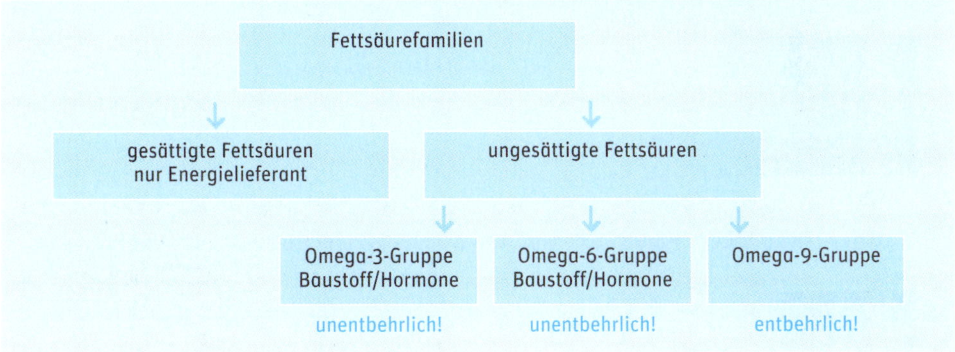

Omega-3- und Omega-6-Fettsäuren

Da die Omega-3- und die Omega-6-Fettsäuren nicht nur in Nervenzellhüllen eingebaut, sondern aus ihnen auch Hormone (Regulatorstoffe) gebildet werden, spielen diese beiden Familien eine ganz entscheidende Rolle. Über die Menge, die wir mit der Nahrung zuführen, kann nämlich das hormonelle Gleichgewicht erheblich in die eine oder andere Richtung verschoben werden. Für die Stoffwechselgesundheit insbesondere des Gehirns ist ein Gleichgewicht von 1:1 optimal. Bei der in Westeuropa typischen Ernährung liegt aber eine starke Verschiebung in Richtung zur Omega-6-Gruppe bei einem Mangel an Omega-3-Fettsäuren vor.
Für die weiteren Zusammenhänge müssen wir die Fettsäuren noch etwas genauer betrachten. Die für die Gesundheit bedeutsamen Fettsäuren gehören alle entweder zur Omega-3- oder zur Omega-6-Familie, so auch die beiden Gehirnfettsäuren Docosahexaensäure (DHA, Omega-3-Familie) und die Arachidonsäure (AA, Omega-6-Familie).

Ein gesunder Körper kann diese beiden Fettsäuren über verschiedene Stufen aus bestimmten Ausgangsfettsäuren in begrenztem Maße bilden: aus Linolsäure (LA, Omega-6) und alpha-Linolensäure (ALA, Omega-3).
Omega-3-Fettsäuren können also beim Gesunden ineinander umgewandelt werden, ebenso Omega-6-Fettsäuren, aber niemals Omega-3- in Omega-6-Fettsäuren oder umgekehrt. Man kann sich das vorstellen – um bei unserem bewährten Beispiel zu bleiben – wie bei zwei Automobilherstellern A und B, die jeweils einen Modelltyp bauen. Teile vom Fahrzeughersteller A können aber nicht für Autos des Herstellers B verwendet werden.
Der gesunde Stoffwechsel des menschlichen Körpers ist wählerisch und akzeptiert nur ganz bestimmte Fettsäuren als Ausgangsstoffe. Die Startketten ALA und LA können in bestimmter Art und Weise verändert, also umgebaut werden (siehe unten stehende Tabelle).
Entscheidend ist, dass für die Umwandlung jeweils nur eine Werkzeugausrüstung zur Verfügung steht. Sowohl die Fettsäuren der einen Reihe als auch jene der anderen hängen also von funktionstüchtigen Stoffwechselwerkzeugen (Enzymen) ab. Fällt eines dieser Werkzeuge dauerhaft aus oder funktioniert nicht einwandfrei, entstehen gravierende Probleme. Eines der Kernprobleme von Patienten mit AD(H)S und Legasthenie besteht darin, dass durch eine erbliche Besonderheit einige Stoffwechselwerkzeuge defekt sind. Für unsere Produktionsstraße hieße das: Funktionieren einige Werkzeuge nicht richtig, stoppt die Produktion.

Wie der Körper Fettsäuren verstoffwechselt

Omega-3-Weg (»Produktionsstraße 3«)	Enzyme	Omega-6-Weg (»Produktionsstraße 6«)
alpha-Linolensäure (ALA) ↓		Linolsäure (LA) ↓
Stearidonsäure (SA) ↓	Delta-6-desaturase	Gamma-Linolensäure (GLA) ↓
Eicosatetraensäure (ETA) ↓	Elongase	Dihomogammalinolensäure (DGLA) ↓
Eicosapentaensäure (EPA) ↓	Delta-5-desaturase	Arachidonsäure (AA) ↓
Docosapentaensäure (DPA) ↓	Elongase	Docosatetraensäure (DTA) ↓
Docosahexaensäure (DHA)	Delta-4-desaturase	Docosapentaensäure (DPA)

AD(H)S und Legasthenie: Folge eines gestörten Fettsäurestoffwechsels

Dies ist, soweit bekannt, die Situation bei AD(H)S und Legasthenie. Der gesamte Fettsäurestoffwechsel ist hier aus den Fugen geraten. Es fehlen die Gehirnfettsäuren DHA und AA als Nervenbaustoffe, und zusätzlich verschiebt sich das so wichtige Gleichgewicht der aus den Fettsäuren gebildeten Hormone, was wiederum den Stoffwechsel der Nervenbotenstoffe stört.
Die Folge sind die AD(H)S-typischen Verhaltensauffälligkeiten und die körperlichen Begleitsymptome wie trockene, brüchige Haare, Kopfschuppen, spröde Nägel, trockene Haut, übermäßiger Durst, häufiges Wasserlassen, besondere Anfälligkeit für Allergien, Asthma, Ekzeme und Neurodermitis.
Die Umwandlung der Fettsäuren kann zusätzlich durch günstige oder ungünstige Lebensstilfaktoren beeinflusst werden. Die typisch westliche Ernährungsform mit einem Mangel an Omega-3-Fettsäuren einerseits und einer übermäßigen Zufuhr an Omega-6-Fettsäuren andererseits kann schon bei Gesunden zu einer Schieflage des Fettsäuregleichgewichts mit langfristig erheblichen gesundheitlichen Nachteilen führen.
Bei AD(H)S und Legasthenie wird durch den zusätzlichen Ausfall der Enzyme eine dramatische Schieflage erzeugt. Zusätzlich verschärfende Faktoren sind Stress, Virusinfektionen, verschiedene Krankheiten, Alkoholkonsum und insbesondere die Zufuhr von trans-Fettsäuren. Trans-Fettsäuren sind Schadstoffe, die z.B. beim Frittieren oder bei der Margarineherstellung entstehen und daher reichlich in Pommes frites, Chips, qualitativ schlechten Margarinen und Nuss-Nougat-Cremes enthalten sind; sie stecken aber auch in vielen Fertigprodukten wie Pizza und Hamburgern.

+ Info

Trans-Fettsäuren blockieren die Enzyme zum Umbau der Fettsäuren und damit die Produktionsstraßen 3 bzw. 6 und führen so bei AD(H)S zu einer weiteren Verschärfung des Fettsäureungleichgewichts.

Als Ausweg aus diesem Dilemma ist es Erfolg versprechend, die fehlenden Gehirnfettsäuren und Zwischenprodukte des Fettsäurestoffwechsels der Produktionsstraße über eine andere Quelle zuzuführen. Doch schauen wir uns zunächst an, was die internationale Forschung an Ergebnissen zu diesem Thema bereithält.

Die Forschungsergebnisse

Ein Zusammenhang zwischen Nährstoffen und dem Auftreten von AD(H)S und Legasthenie wird schon seit einigen Jahrzehnten vermutet. So wurden bereits chemische Lebensmittelzusätze wie Phosphate, Farb- oder Konservierungsstoffe oder auch Zucker als Auslöser diskutiert.
Keine dieser Theorien hielt bisher aber einer wissenschaftlichen Untersuchung stand. Umso interessanter sind daher die Forschungsergebnisse der letzten Jahre.

Der AD(H)S-Auslöser: ein Mangel an Gehirnfettsäuren

Die älteste Beobachtung in dieser Richtung stammt von Irene Colquhoun und ihrer Tochter Sally Bunday aus Sussex, England. Obgleich beide Frauen keine wissenschaftliche medizinische Ausbildung genossen haben, entwickelten sie durch ihre persönliche Betroffenheit ein enormes Engagement, den Ursachen von AD(H)S auf den Grund zu gehen.
Sie eigneten sich die erforderlichen Kenntnisse an und gründeten zunächst eine Selbsthilfegruppe, die so großen Zulauf hatte, dass daraus innerhalb von kurzer Zeit 70 Tochtergruppen verstreut in ganz England entstanden. Ihre Hypothesen wurden im Jahr 1981 in der Zeitschrift *Medical Hypothesis* veröffentlicht; heute sind diese Ergebnisse bestätigt.

+ Info

Colquhoun und Bunday schreiben:
»Wir sind zu der Überzeugung gelangt, dass diese Kinder ein Defizit an essenziellen Fettsäuren haben, weil sie Linolsäure nicht normal verstoffwechseln können (…) Ein hoher Anteil der Kinder hat abnormen Durst, was eines der Hauptanzeichen für einen Fettsäuremangel ist (…) Durch die Supplementierung mehrfach ungesättigter Fettsäuren konnten wir bei einer großen Zahl von Kindern hoffnungsvolle Resultate erzielen (…) Hyperaktive Kinder haben möglicherweise eine erbliche Störung, die eine erhöhte Fettsäurezufuhr erfordert, oder sie haben eine Störung im Fettsäurestoffwechsel.«[24]

Die drei wichtigen Gehirnfettsäuren: DHA, AA und GLA (Gamma-Linolensäure)

Erst Jahre später wurden diese Beobachtungen durch Forschungsergebnisse bestätigt: Dr. Mitchell von der kindermedizinischen Abteilung der neuseeländischen Universität Auckland verglich 48 hyperaktive Kinder mit einer ähnlich strukturierten, aber gesunden Gruppe über einen Zeitraum von zwölf Monaten. Bei AD(H)S-Kindern waren die Serumspiegel an den Gehirnfettsäuren DHA und AA deutlich niedriger als in der gesunden Kontrollgruppe. Wesentlich mehr hyperaktive Kinder hatten akustische, visuelle, Sprach-, Lese- und Lernprobleme und ein niedrigeres Geburtsgewicht.

Besonders häufig waren bei ihnen Erkältungen, gesteigerter Durst, vermehrter Harndrang und verschiedene andere Auffälligkeiten zu beobachten. Die Zahl der Unfälle in der AD(H)S-Gruppe war zudem deutlich größer als in der gesunden Kontrollgruppe.[25]

Laura Stevens von der US-amerikanischen Purdue-Universität stellte im Jahr 1995 in einer Studie mit 53 an AD(H)S erkrankten Jungen fest, dass diese dramatisch niedrigere Konzentrationen an bestimmten Gehirnfettsäuren (vor allem AA, DHA) im Plasma und in den roten Blutzellen aufwiesen.

Je ausgeprägter der Mangel auftrat, umso schwerer waren die AD(H)S-Symptome (siehe Grafik).[26]

Dr. Alexandra Richardson von der renommierten Oxford-Universität in England bestätigte dieses Ergebnis im Jahr 2000 für Kinder mit AD(H)S und Lese-Rechtschreib-Schwäche. Sie untersuchte 97 Kinder, die alle einen Mangel an den Gehirnfettsäuren AA und DHA aufwiesen. Massive Leseschwierigkeiten und fehlerhaftes Buchstabieren waren bei einem gravierenden Mangel an DHA und AA am ausgeprägtesten.[27]

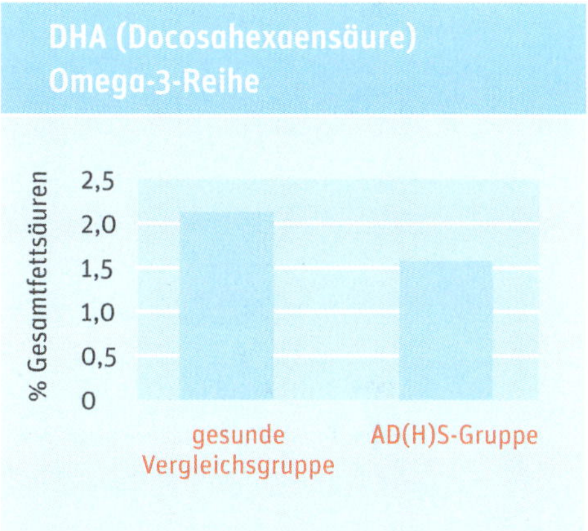

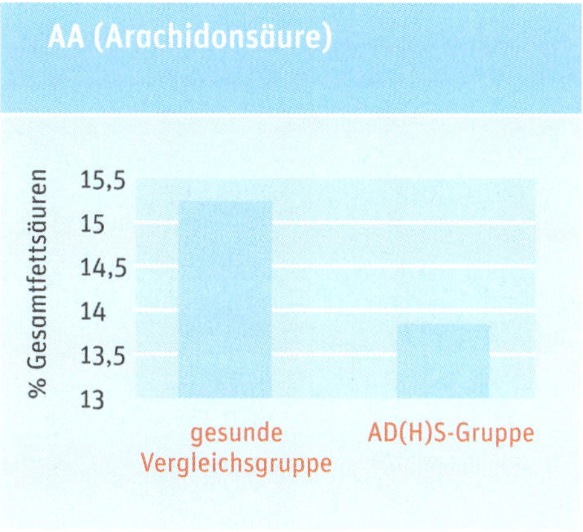

Eine besondere Rolle spielt auch die Gehirnfettsäure Gamma-Linolensäure (GLA), die für viele Körperfunktionen wichtig ist. Es wurde nachgewiesen, dass umso stärkere AD(H)S-Symptome auftreten, je niedriger die GLA-Level sind, wohingegen die Vorstufe der GLA, die Linolsäure, keinen Einfluss auf die Symptome hat.[28] Das wiederum spricht deutlich dafür, dass mindestens ein Defekt des Enzyms Delta-6-Desaturase (siehe Seite 70) vorliegt, welches Linolsäure in Gamma-Linolensäure umwandelt, sodass die dahinter liegende Produktion ins Stocken gerät. Muttermilch enthält im Vergleich zu Kuhmilch und Ziegenmilch relativ große Mengen an DHA und GLA, vermutlich weil beim Säugling die Delta-6-Desaturase noch unreif ist, was durch die Muttermilch kompensiert wird (siehe Seite 101 f.).

*** Tipp**

Werdende Mütter sollten für eine optimale Zufuhr an Gehirnfettsäuren bereits während der Schwangerschaft und später auch in der Stillzeit sorgen und nach der Geburt möglichst lange stillen.

Zink und Magnesium – unentbehrliche Mineralstoffe!

1994 untersuchte eine polnische Arbeitsgruppe 50 Kinder mit AD(H)S im Alter zwischen vier und 13 Jahren auf den Magnesium- und Zinkgehalt im Plasma, in den roten Blutkörperchen, im Urin und in den Haaren. Es zeigten sich dramatische Defizite dieser beiden Mineralstoffe im Vergleich zur gesunden Kontrollgruppe.[29] Drei Jahre später wurden 116 mit AD(H)S diagnostizierte Kinder im Alter von neun bis zwölf Jahren (96 Jungen, 20 Mädchen) untersucht. 48 Kinder zeigten ein ausgeprägt oppositionelles Verhalten. Signifikante Magnesiumdefizite wurden bei 110 Kindern festgestellt.[30] Im Rahmen einer anderen Studie zeigte sich, dass ein Magnesiummangel nur bei zehn Prozent von 249 untersuchten gesunden Kindern, aber bei 87 Prozent der AD(H)S-Patienten zu finden war.[31] Gesunde Kinder entwickeln also deutlich seltener Mangelerscheinungen als AD(H)S-Patienten. Zink- und Magnesium steuern u.a. die Enzyme (Stoffwechselwerkzeuge) zum Umbau der Fettsäuren. Offensichtlich führt der Defekt bei den Enzymen des Fettstoffwechsels auch zu einem Verlust dieser beiden für die Enzyme notwendigen Mineralstoffe.
Nach dem Gebrauch von Stimulanzien bei AD(H)S-Kindern ließ sich ein Anstieg der Magnesiumkonzentration im Serum messen. Möglicherweise führen

Stimulanzien zu einem erhöhten Magnesiumverbrauch.[32] Klinische Studien mit AD(H)S-Kindern belegen, dass diese einen vergleichsweise hohen Mangel an Magnesium aufweisen und von einer kontinuierlichen Magnesiumzufuhr deutlich profitieren.[33]

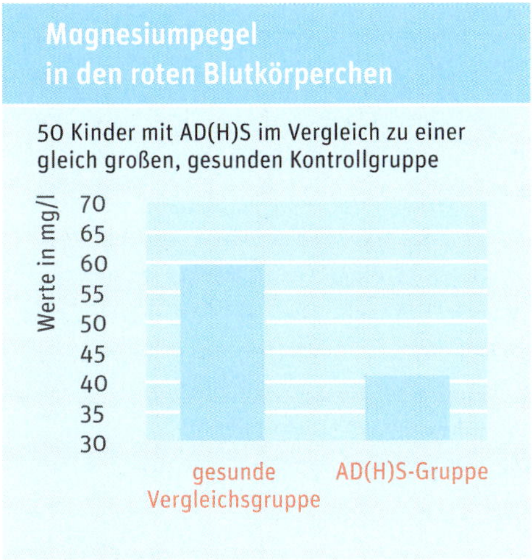

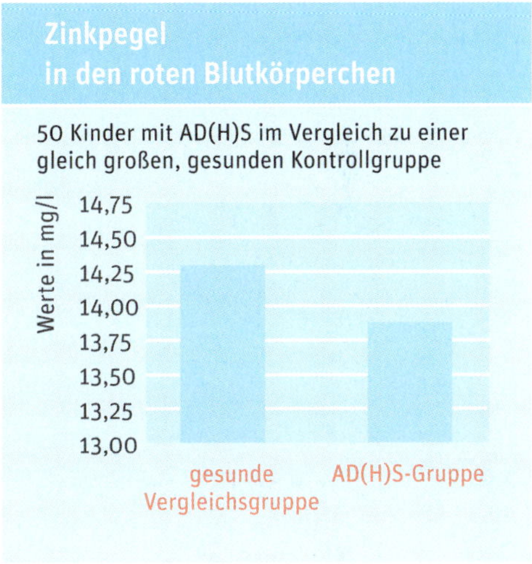

Ein ähnliches Ergebnis liegt für Zink vor. Zwei Drittel der AD(H)S-Kinder haben ein Zinkdefizit. Zink ist ein unentbehrliches Spurenelement, das für ein normales Wachstum, das Immunsystem, die Gehirnentwicklung und den Neurotransmitterstoffwechsel von entscheidender Bedeutung ist.

Ein Zinkdefizit konnte bei einer normal ernährten Gruppe von AD(H)S-Kindern im Vergleich zu einer Kontrollgruppe nachgewiesen werden. Außerdem stellte sich heraus, dass AD(H)S-Kinder mit stark erniedrigten Zinkpegeln schlechter auf eine Stimulanzientherapie ansprechen.[34]

Chris Meletis, der Chefarzt des National College of Naturopathic Medicine in Oregon, stellte fest, dass bei AD(H)S-Kindern ein deutliches Defizit an Gehirnfettsäuren und ein deutlich erniedrigter Zinkpegel im Vergleich zu gleichaltrigen gesunden Kindern vorliegen. Diese Ergebnisse wurden durch türkische Wissenschaftler bestätigt.[35] Gleiches gilt für Magnesium. Für Meletis besteht kein Zweifel, dass ein gestörter Fettsäurestoffwechsel das Kernproblem bei AD(H)S ist (s. Anm. 34).

Warum beeinflusst die Zufuhr von Gehirnfettsäuren das Verhalten von AD(H)S-Kindern?

Der Amerikaner Joseph Hibbeln untersuchte den Zusammenhang zwischen der Menge an den bei AD(H)S wichtigen Nervenbotenstoffen Serotonin und Dopamin in Abhängigkeit von der Menge an Gehirnfettsäuren im Blutplasma. Hibbeln stellte fest, dass DHA-arme Diäten die Konzentration an Serotonin im Gehirn senken, hingegen eine vermehrte DHA-Zufuhr die Konzentration erhöhen. Mit steigendem Serotoninpegel normalisiert sich bei AD(H)S-Kindern die übermäßige Impulsivität, die Stimmung hellt sich spürbar auf und aggressives Verhalten verschwindet.[36] Diese Studie wird durch eine weitere, über fünf Jahre angelegte Untersuchung bestätigt.[37] Hibbeln beobachtete ferner, dass neben DHA auch AA den Serotoninpegel und den Dopaminpegel beeinflusst.[38]
Der Zusammenhang zwischen Fettsäuremenge und Neurotransmittermenge kommt über die aus den Fettsäuren gebildeten Hormone (Prostaglandine) zu Stande, welche die Neurotransmitterbildung und deren Abbau steuern.
Für AD(H)S und Legasthenie bedeutet dies, dass es sinnvoll ist, die im Mangel befindlichen Gehirnfettsäuren dauerhaft über die Ernährung zuzuführen, weil dadurch das Ungleichgewicht der Neurotransmitter ausgeglichen werden kann.

Nährstoffkonzentrate – die einfache Antwort

Eine Arbeitsgruppe um Alexandra Richardson untersuchte in einer streng kontrollierten Studie die Anwendung von Nährstoffkonzentraten mit Gehirnfettsäuren (DHA, AA und GLA) bei Kindern mit AD(H)S.[39] 41 durchschnittlich intelligente Kinder im Alter von acht bis zwölf Jahren mit Lese-Rechtschreib-Schwäche und AD(H)S wurden zwölf Wochen lang mit einem Nährstoffkonzentrat aus den Gehirnfettsäuren behandelt, die Ergebnisse wurden anschließend einer unbehandelten Vergleichsgruppe gegenübergestellt. Erstmalig wurden DHA, GLA und AA gemeinsam eingesetzt. Keines der Kinder erhielt Medikamente. Der Schweregrad der Symptome wurde mit einem standardisierten Fragebogen durch die Eltern ermittelt und die Ergebnisse als Punktwerte dargestellt. Je stärker die Beschwerden auftraten, umso höher waren die jeweiligen Punktwerte. Zu Beginn unterschieden sich die Gruppen nicht, nach zwölf Wochen waren Beschwerden im Bereich Aufmerksamkeit und generelles Verhalten bereits deutlich

geringer als in der unbehandelten Gruppe. Damit stand fest: Die Zufuhr von Gehirnfettsäuren verringert die AD(H)S-Symptome nachweisbar deutlich.
In tabellarischer Auflistung sieht die Verbesserung der einzelnen Beschwerden folgendermaßen aus:

Beschwerden	Verbesserung der Beschwerden in Prozent vom Ausgangswert nach drei Monaten
Psychosomatische Beschwerden	– 18
Angst, Schüchternheit	– 12
Unaufmerksamkeit	– 9,3
Ruhelosigkeit, Impulsivität	– 8,2
Hyperaktivität	– 6,6
Konzentrationsprobleme	– 8,2
Emotionale Labilität	– 7,4
Perfektionismus	– 5,5
Symptomschwere insgesamt	– 8

Die Fettsäurepegel im Blut stiegen während der Behandlung an, entsprechend schwanden die AD(H)S-Symptome. Eine derartige Nährstofftherapie ist mindestens drei Monate erforderlich, weil der Fettstoffwechsel des Gehirns nur langsam abläuft.[40] Die Studie belegt eindrucksvoll die Vorteile einer nebenwirkungsarmen Supplementierung mit natürlichen Nährstoffen.

Weitere Untersuchungen zu Nährstoffkonzentraten

In einer weiteren kleinen Studie mit 16 an AD(H)S erkrankten Jungen im Alter von sechs bis zwölf Jahren verglich Eugene Arnold, der ehemalige Chef des National Institute of Mental Health in Ohio, die Wirksamkeit von Amphetamin, GLA und einem Scheinmedikament. Er fand heraus, dass stärkere AD(H)S-Symptome bei den Jungen auftraten, die niedrigere GLA-Pegel aufwiesen. Arnold konnte auch nachweisen, dass unter der GLA-Therapie die Hyperaktivität wie auch die anderen Symptome deutlich abnahmen.[41]

An der berühmten Mayo-Klinik in Minnesota wurden 63 mit Ritalin® behandelte Kinder vier Monate lang mit 345 mg DHA zusätzlich pro Tag versorgt. Es handelte sich um gentechnisch hergestelltes DHA aus Algen, das weder AA noch GLA enthielt. Ergebnis: Die Spiegel an DHA vor dem Test waren erniedrigt, nach der Behandlung hingegen normal.[42] In diesem Fall war kein Effekt

= Fazit

Ursachen

Bei AD(H)S liegt ein in der Regel ausgeprägter Mangel an Gehirnfettsäuren (DHA, GLA und AA) und an Magnesium und Zink vor. AD(H)S ist daher eine psychiatrische Erkrankung auf Basis einer Stoffwechselkrankheit. Der wichtigste Defekt besteht in einer eingeschränkten Fähigkeit, Gehirnfettsäuren zu verstoffwechseln. Dies führt zu einer gestörten Struktur der Nervenzellmembranen und zu einem Mangel an Prostaglandinen. Ergebnis: Das Gleichgewicht der Nervenbotenstoffe Noradrenalin, Dopamin und Serotonin ist verschoben, was Verhaltensauffälligkeiten auslöst.

Effekte der Nährstofftherapie

Fest steht, dass durch eine gezielte und dauerhafte Zufuhr der fehlenden Nährstoffe die Symptome von AD(H)S deutlich gemildert werden können. Am eindrucksvollsten sind die Veränderungen im Bereich des Sozialverhaltens. Aggressionen, oppositionelles Verhalten und Stimmungsschwankungen werden reduziert, Körperkontakt ist leichter möglich. Die Familien- und Schulsituation entspannt sich, die Kinder sind ausgeglichener. Im gleichen Maße schwindet die übermäßige körperliche Aktivität. Das Essverhalten normalisiert sich. Etwas weniger effektiv ist die Nährstofftherapie im Bereich Aufmerksamkeitsdefizit.

Kombination mit Medikamenten

In leichteren Fällen kann man auf eine medikamentöse Behandlung verzichten, in schweren Fällen können Stimulanzien auf Grund einer in einigen Fällen verbesserten Wirksamkeit niedriger dosiert werden. Gerade in der Kombination mit einer medikamentösen Behandlung zeigen sich die Stärken der Nährstofftherapie; die Verträglichkeit von Stimulanzien wird verbessert. AD(H)S kann man nicht heilen, aber man kann die Beschwerden reduzieren oder sogar ganz zum Verschwinden bringen.

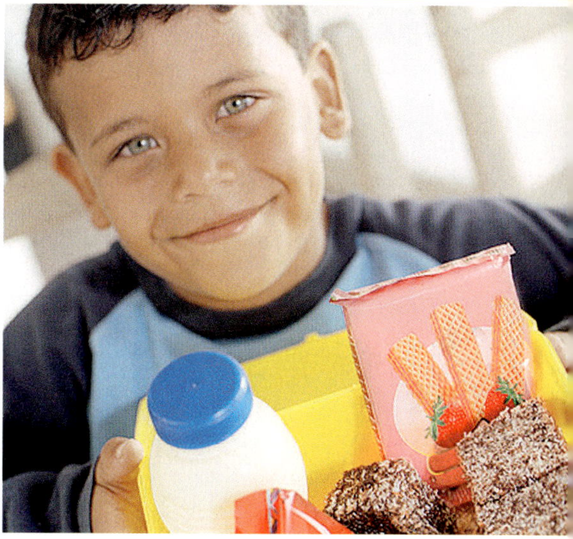

Kinder lieben Süßes – deshalb ist die Nährstoffzufuhr durch Nahrungsergänzungsmittel meist einfacher als die Versorgung allein über die Ernährung.

auf die AD(H)S-Symptome feststellbar, was auf ein Fehlen der ebenso wichtigen GLA und AA zurückzuführen ist. Es ist also von entscheidender Bedeutung, dass Supplemente alle fehlenden Zwischenprodukte des Fettsäurestoffwechsels wie auch die erwähnten Mineralstoffe liefern.
Aus dieser Studie geht außerdem hervor, dass die in Laienkreisen weit verbreitete Anwendung von AFA-Algen bei einer AD(H)S-Störung nutzlos ist, weil hier die für eine Therapie erforderlichen Gehirnfettsäuren GLA und AA fehlen. Im Übrigen warnt das Bundesinstitut für gesundheitlichen Verbraucherschutz auch deshalb vor der Einnahme von Algen bei AD(H)S, weil »(...) bestimmte Stämme Gifte bilden, die das Nervensystem angreifen und schädigen können. Außerdem können die Algen mit anderen Cyanobakterien verunreinigt sein, die leberschädigende Microcystine erzeugen.«[43]

Wie führt man eine Nährstofftherapie durch?

Grundsätzlich können Sie die betreffenden Nährstoffe Ihrem Kind auch durch ein striktes tägliches Ernährungsregime in ausreichender Menge zuführen. Das Problem dabei ist nur, dass gerade AD(H)S-Kinder oftmals eine gestörte und einseitige Nahrungsmittelauswahl treffen. Es ist daher in der Praxis schwierig, täglich ein Stück frisch geräucherter Makrele »an den Mann zu bringen«, wenn die Kinder nach Schokoriegeln verlangen. Aus diesem Grund ist die Nährstofftherapie mit Konzentraten einfacher und sicherer, denn so können Sie Ihrem Kind die relevanten Nährstoffe in exakt festgelegter Dosis täglich zukommen lassen.

Welche Öle sind für eine Nährstofftherapie geeignet?

Eine Kombination aus Thunfisch- und Nachtkerzenöl oder Borretschsamenöl, den reichhaltigsten Quellen für DHA, AA und GLA, ist optimal.

Arachidonsäure (AA) ist in Thunfischöl bereits in optimaler Menge enthalten. Die Gamma-Linolensäure hingegen stammt aus dem Nachtkerzenöl. Eine optimale Kombination erhält man also durch eine Mischung der beiden Öle unter Zugabe von Vitamin E zum Schutz der Fettsäuren und von Magnesium und Zink. Solche Präparate werden in Form von fertigen Mischungen in Kapseln für Kinder und Erwachsene in England, den USA und Holland bereits seit vielen Jahren vertrieben und sind inzwischen auch in Deutschland erhältlich.

+ Info

Ungeeignet sind hingegen Lachsölkapseln, die nur sehr wenig DHA enthalten, sowie auch Leinöl, das von AD(H)S-Betroffenen nicht ausgewertet werden kann. Gentechnisch produzierte Öle aus Mikroalgen sind wegen des Fehlens von AA und GLA nicht zu empfehlen.

Muss man den Spiegel von Gehirnfettsäuren vor einer Therapie bestimmen?

Durch eine Messung des Gehalts an Gehirnfettsäuren, Magnesium und Zink im Blut würde man zwar einen genauen Überblick über das tatsächliche Ausmaß des Defizits bekommen, aber für die Therapie ist das nicht unbedingt notwendig. Generell gilt, je größer das Defizit ist, umso länger dauert es, bis Erfolge sichtbar werden. Da eine Überdosierung der Gehirnfettsäuren ohne Nebenwirkungen bleibt und eine Messung auf der anderen Seite aufwändig und teuer ist, ist diese Messung nicht erforderlich. Wenn Sie die Möglichkeit haben und die Kosten nicht scheuen, spricht allerdings auch nichts dagegen. Kinderarztpraxen bieten auf Nachfrage diesen Service an. Am sinnvollsten ist die Messung vor und nach einer dreimonatigen Nährstofftherapie.

Ab welchem Alter kann man mit der Nährstofftherapie starten?

Menschen jeder Altersgruppe profitieren von einer zusätzlichen Zufuhr an Gehirnfettsäuren und Mineralstoffen. Generell kann mit einer Therapie ab einem Alter von drei Jahren begonnen werden. Bei einem früheren Einsatz sollten Sie dies mit dem Kinderarzt besprechen. Da die Einnahme von Kapseln bei kleineren Kindern schon einmal problematisch sein kann, empfiehlt es sich in diesen

Fällen, die Kapseln mit einer Stecknadel anzustechen und auszudrücken oder auf Öllösungen auszuweichen. Sie können das Öl problemlos mit Fruchtsäften, Milch, in Joghurt oder Müsli oder unter herzhaftere Speisen, z. B. Suppen, mischen. Diese Vorgehensweise empfiehlt sich auch, wenn die Einnahme beispielsweise in der Schule erfolgen muss.

*** Tipp**

Um die Kinder nicht zu stigmatisieren, können Sie die Nährstoffe ohne viel Aufhebens mit anderen Lebensmitteln kombiniert zuführen.

Dosierungen im Erwachsenen- und Kindesalter

Am effektivsten ist es, wenn die Nährstoffsupplemente morgens und abends unmittelbar zu einer Mahlzeit eingenommen werden, weil dann die Aufnahme in den Körper optimal ablaufen kann. Man kann mit einiger Sicherheit heute sagen, dass sowohl für Erwachsene als auch für Kinder ab dem fünften Lebensjahr die tägliche Zufuhr von insgesamt 480 mg DHA, 95 mg GLA und 40 mg AA Wirkung zeigt. Ferner sollten 200 mg Magnesium und 10 mg Zink täglich aufgenommen werden. Kinder sind bedeutend leichter als Erwachsene, sodass diese Dosierung relativ gesehen höher ist. Das ist auch sinnvoll, da der Nährstoffbedarf bei Kindern bezogen auf das Gewicht um ein Vielfaches größer ist als bei Erwachsenen. Kindern im Alter von drei bis fünf Jahren empfehlen wir die halbe Dosierung.

Wie lange sollte die Therapie dauern?

Die Nährstoffkonzentrate sollten mindestens drei Monate eingenommen werden. Erst dann sind deutliche Erfolge messbar, weil der Stoffwechsel der Gehirnfettsäuren relativ langsam abläuft. Durch den Mangel an Gehirnfettsäuren ist die Struktur der Nervenzellmembranen bei AD(H)S-Kranken massiv gestört, sodass der Stoffwechsel im Vergleich zu Gesunden zusätzlich deutlich verlangsamt ist. Die oben genannten Mengen sind für die ersten drei Monate empfehlenswert, danach kann man stufenweise von Woche zu Woche reduzieren, bis die halbe Dosierung erreicht ist. Dies ist die dauerhaft empfehlenswerte Zufuhrmenge (siehe Dosierungsschema S. 87). Einige Kinder kommen sogar mit einer niedrigeren Zufuhr aus, andere benötigen höhere Mengen. Es empfiehlt sich, die nötige Dosis individuell auszutesten.

Auch wenn einige Patienten bereits nach 14 Tagen eine deutliche Wirkung feststellen, ist das keineswegs immer so. In der Regel dauert es eben drei Monate, bis entsprechende Pegel in den einzelnen Körpergeweben aufgebaut sind. Besonders rasch reagieren oft die mit Stimulanzien behandelten kleinen Patienten. Offensichtlich führt eine medikamentöse Behandlung zu einer Verarmung der Nährstoffspeicher.

+ Info

Es ist wichtig, dass Sie Durchhaltevermögen beweisen, denn es handelt sich um eine Dauertherapie, die ihre optimalen Effekte nur dann erzielt, wenn sie wirklich längere Zeit konsequent durchgeführt wird.

Burn-out – Nährstofftherapie für überlastete Mütter

Der Burn-out ist eine körperliche und seelische Erschöpfung durch ständige Anspannung und Überanstrengung. Die Auswirkungen des Burn-out sind dann besonders tief greifend, wenn Anerkennung und mitmenschliche Unterstützung durch Partner oder Freunde fehlen. Gerade in AD(H)S-Familien ist das »Burn-out-Syndrom« sehr häufig anzutreffen, ebenso Depressionen. Da die Kinder die ständige Aufmerksamkeit der Eltern fordern, unterdrücken die Eltern ihre eigenen Bedürfnisse zunächst zeitweise, später dann ständig. Der Verlauf ist individuell unterschiedlich, dennoch gibt es Warnsymptome schon in der Anfangsphase. Die Burn-out-Symptome sind zunächst von einer leichten Überarbeitung nicht zu unterscheiden. Erst nach und nach kommt es zu chronischer Müdigkeit, Unausgeschlafenheit und Energiemangel. Dieser führt allmählich zu der Unfähigkeit, sich zu entspannen. Folge davon sind Schlafstörungen, Konzentrationsstörungen, diffuse Kopfschmerzen und schließlich Depressionen. Oft ist auch ein Nervenzusammenbruch ein plötzliches, dammbruchartiges Zeichen für eine lange vorausgehende Entwicklung.

Welche Rolle spielen Gehirnfettsäuren bei der Entstehung von depressiven Verstimmungen und Depressionen?

Neben der psychisch belastenden Situation als Auslöser spielen die Gehirnfettsäuren auf der Stoffwechselebene bei der Entstehung von Depressionen eine zentrale Rolle. In mehreren Beobachtungsstudien wurde ein niedriger Pegel an

DHA als Mitauslöser für Depressionen und Aggressionen entdeckt. Depressionen treten stets gemeinsam mit aggressivem Verhalten auf. Die Entstehung von Depressionen wird durch einen Mangel an dem Nervenbotenstoff Serotonin verursacht. Insbesondere der Dopamin- und Serotoninstoffwechsel in der Hirnrinde wird wiederum durch die DHA-Zufuhr positiv beeinflusst.
Im Rahmen einer jüngeren Studie wurden in den Membranen der roten Blutkörperchen von depressiven Personen deutlich niedrigere Konzentrationen von DHA nachgewiesen als bei der Kontrollgruppe. In einer englischen Studie aus dem Jahr 2003 wurden Patienten mit schwerer Depression über acht Wochen mit DHA behandelt und mit einer unbehandelten Kontrollgruppe verglichen. Es zeigte sich eine deutliche Reduktion der Beschwerden. Allein in den letzten zwei Jahren wurden 29 Untersuchungen dazu durchgeführt, leider keine davon in Deutschland. Offensichtlich werden hier lieber teure und nebenwirkungsbehaftete Antidepressiva verordnet, als dass zunächst von einer preisgünstigen, ursächlichen und nebenwirkungsfreien Nährstoffzufuhr Gebrauch gemacht wird.

Nährstoffkonzentrate schützen vor Depression

Wir empfehlen daher die Nährstofftherapie auch für den betroffenen Elternteil, weil bei regelmäßiger Einnahme die Stimmung, die Konzentrationsfähigkeit und die Stressresistenz steigen.
Falls eine medikamentöse Behandlung mit Antidepressiva erfolgt, sollte diese Maßnahme mit dem behandelnden Arzt abgesprochen werden, da Antidepressiva durch die Nährstoffkonzentrate eingespart werden können. Bei der Behandlung empfehlen wir die oben angegebenen Dosierungen für Erwachsene. Besonders spannend ist auch der Zusammenhang zwischen der Schwangerschaftsdepression und einem DHA-Mangel. Es wird angenommen, dass der mütterliche Organismus DHA-Reserven für den Aufbau des kindlichen Gehirns zur Verfügung stellt. Durch die Leerung des DHA-Speichers der Mutter erklären sich die niedrigen Serotonin-Pegel und damit das Auftreten der Depression.

*** Tipp**

Für den Therapieerfolg ist eine Daueranwendung wichtig, denn wenn die Gehirnfettsäuren abgesetzt werden, fallen die Pegel wieder auf das ursprüngliche Niveau.

Gibt es Nebenwirkungen?

Gehirnfettsäuren und Mineralstoffe einzusetzen ist nicht nur sicher, sondern auch notwendig für das körperliche Wohlbefinden! Der gesunde Körper benötigt diese Nährstoffe für einen normalen Stoffwechsel, der von AD(H)S betroffene Patient hat durch die dramatischen Defizite einen noch höheren Bedarf. Wenn die Dosis deutlich überschritten wird, werden die zugeführten Fettsäuren nicht in Hormone umgewandelt und in Nervenzellen eingebaut, sondern einfach wie gesättigte Fettsäuren verbrannt. Ist die Dosierung zu niedrig, bleibt ein Effekt aus. Es existieren Untersuchungen, in denen die Gehirnfettsäuren Frühgeborenen, Säuglingen, Kleinkindern, Kindern und Erwachsenen, sogar schwangeren und stillenden Müttern gegeben wurden, was als vorbeugende Maßnahme sinnvoll und in keiner Weise schädlich ist. In einigen Fällen kann in den ersten Tagen wegen der erhöhten Magnesiumzufuhr der Stuhl weicher oder dünnflüssiger werden, was sich rasch normalisiert. Ganz vereinzelt kann es insbesondere in den ersten Tagen zu einer Verstärkung der AD(H)S-typischen Symptome kommen. Auch das legt sich binnen kurzer Zeit wieder.

Worauf Sie achten sollten: die Qualität der Präparate

Die natürliche DHA- und AA-Quelle ist Fischöl. Allerdings gibt es hierbei erhebliche Unterschiede im Hinblick auf die Fischart und den Reinheitsgrad der jeweiligen Öle, vor allem was den Gehalt an Schadstoffen einerseits und den Vitamin- A- und -D-Gehalt andererseits betrifft.

Ein minderwertiges Fischöl ist z. B. Lebertran. Er wird aus der Dorschleber gewonnen, was in zweierlei Hinsicht ungünstig ist: Zum einen sammeln sich Schadstoffe in der Leber der Fische viel stärker an als in allen anderen Geweben. Mit dem Lebertran werden sie dann in konzentrierter Form aufgenommen. Zum anderen enthält die Dorschleber große Mengen der fettlöslichen Vitamine A und D. Grundsätzlich benötigt der Körper die beiden Vitamine für einen einwandfrei funktionierenden Stoffwechsel. Allerdings können,

! Vorsicht

Problematisch ist Lebertran wegen des hohen Gehalts an den Vitaminen A und D, was bei einem Dauereinsatz problematisch werden kann. Wichtig ist auch, dass die eingesetzten Öle regelmäßig auf Schadstoffe überprüft werden.

wenn man regelmäßig größere Mengen zuführt, hierdurch ungünstige Effekte auftreten, weil diese beiden Vitamine bei übermäßiger Zufuhr vom Körper nicht ausgeschieden werden.
Beim qualitativ viel höherwertigen Thunfischöl ist die Zusammensetzung günstiger, die Menge an Gehirnfettsäuren wesentlich höher und das Problem mit den Vitaminen A und D tritt auch bei Daueranwendung nicht auf.
Nachtkerzenöl sollte, falls ein zentrales Anfallsleiden wie z. B. Epilepsie besteht, nur nach Rücksprache mit dem Arzt angewendet werden.

Welche Präparate sind empfehlenswert?

Zur Behandlung von AD(H)S wird mittlerweile eine Fülle von Nährstoffpräparaten angeboten, die über Apotheken, aber auch über das Internet bezogen werden können. Es ist gar nicht so einfach für den medizinischen Laien, die verschiedenen Präparate im Hinblick auf die Qualität der verwendeten Inhaltsstoffe, die Dosierung, die Reinheit und den Preis zu bewerten. Daher möchten wir an dieser Stelle einige geeignete Beispiele vorstellen.

Omefa-Plus®

Omefa-Plus® enthält eine Mischung aus Thunfischöl und Nachtkerzenöl, zusätzlich Vitamin E zum Schutz der Fettsäuren sowie Magnesium und Zink in Form von rotbraunen Kapseln.
Eine Kapsel enthält 60 mg DHA, 12 mg GLA, 5 mg AA, 25 mg Magnesium und 1,25 mg Zink, sodass mit acht Kapseln pro Tag, also zweimal vier zu den Mahlzeiten, in idealer Weise die Nährstoffe zugeführt werden.
Das Präparat ist auf Schadstoffe geprüft und erfüllt alle Kriterien.
Die Kosten belaufen sich in den ersten drei Monaten auf etwa einen Euro pro Tag und fallen danach auf ca. 50 Cent pro Tag, da die Dosis in der Regel heruntergesetzt werden kann.

> **+ Info**
>
> Das Präparat ist über Apotheken erhältlich unter der Pharmazentralnummer (PZN): 0646819
> Alternativ kann man es auch direkt beim Hersteller unter www.omefa-plus.com oder unter der Bestellannahme Tel.: 03841-758314 beziehen.
> Omefa® wird als Monats- und Dreimonatspackung angeboten. Die Lieferzeit beträgt in der Regel zwei bis drei Tage.

Focus IQ®

Dieses Präparat ist über Apotheken erhältlich. Es handelt sich um eine aromatisierte Mischung von Thunfischöl und Nachtkerzenöl, wovon täglich 3 ml eingenommen werden sollten. Hierin sind 480 mg DHA, 96 mg GLA und 40 mg AA enthalten. Eine Pipette erleichtert das Abmessen. Das Öl kann Joghurt, Quark, Süßspeisen, Fruchtsäften oder Milch untergemischt werden. Für kleinere Kinder ist diese Zubereitung gut geeignet.
Die Mineralstoffe Zink und Magnesium sind in einer kleinen Kapsel enthalten (200 mg Magnesium, 10 mg Zink), von der täglich eine eingenommen wird.

+ Info

Neben den Einmonatspackungen (PZN für die Apotheke: 0708302) ist auch hier eine günstigere Dreimonatspackung erhältlich (PZN für die Apotheke: 0918985).

Addy plus®

Addy plus® ist ein Präparat in Form von kindergeeigneten weißen Kapseln. Die Zusammensetzung ist noch etwas besser als bei Focus IQ® und Omefa®. Neben den bedeutsamen Inhaltsstoffen DHA, GLA, AA, Magnesium und Zink sind hier noch zusätzlich Mangan und die Nervenvitamine B1 und B6 im Tagesbedarf enthalten, sodass mit acht Kapseln pro Tag, also zweimal vier zu den Mahlzeiten, die entsprechenden Nährstoffe optimal zugeführt werden. Es handelt sich um ein diätetisches Lebensmittel. Eine auch für Kinder empfehlenswerte Seite mit Lernspielen und einem kostenfreien Kinderkochbuch finden Sie im Internet unter www.addy-dein-freund.com.
Alle drei Präparate eignen sich auch gut zur Versorgung mit den essenziellen Gehirnfettsäuren und Mikronährstoffen im Rahmen der Schwangerschaft, der Stillzeit sowie zur unterstützenden Behandlung von Depressionen.
Im individuellen Fall können auch höhere Dosierungen nötig sein. Nach drei Monaten wird die Dosierung der Präparate reduziert.

+ Info

Die Monatspackung mit 240 Kapseln ist über Apotheken erhältlich unter der PZN 0918991, die Dreimonatspackung unter der PZN 0999417.

Dosierungsschema/tägliche Zufuhrempfehlung

	Präparate	In den ersten drei Monaten	13. Woche	14. Woche	Dauertherapie
Kinder von 3 bis 5 Jahren	Omefa plus®	morgens 2, abends 2	morgens 2, abends 1	morgens 2, abends 1	morgens 1, abends 1
	Focus IQ®	1,5 ml Öl und 1 Kapsel abends alle zwei Tage	1,25 ml Öl und 1 Kapsel abends alle zwei Tage	1,00 ml Öl und 1 Kapsel abends alle zwei Tage	0,75 ml Öl und 1 Kapsel abends alle zwei Tage
	Addy plus®	morgens 2, abends 2	morgens 2, abends 1	morgens 2, abends 1	morgens 1, abends 1
Kinder ab 5 Jahre und Erwachsene	Omefa plus®	entspr. 8 Kapseln tägl. morgens 4, abends 4	morgens 4, abends 3	morgens 3, abends 2	morgens 2, abends 2
	Focus IQ®	entspr. 3 ml Öl und 1 Kapsel täglich abends	entspr. 2,5 ml Öl und 1 Kapsel täglich abends	entspr. 2 ml Öl und 1 Kapsel alle zwei Tage abends	entspr. 1,5 ml Öl und 1 Kapsel alle zwei Tage abends
	Addy plus®	entspr. 8 Kapseln tägl. morgens 4, abends 4	morgens 4, abends 3	morgens 3, abends 2	morgens 2, abends 2

Was ist, wenn Ihr Kind bereits Medikamente einnimmt?

Eine der häufigsten Fragen, die gestellt werden, ist folgende: Kann man die Nährstofftherapie auch einsetzen, wenn Ritalin® oder andere Stimulanzien eingenommen werden? Grundsätzlich sollten Sie diese Maßnahme mit dem behandelnden Arzt absprechen, weil mit der Nährstoffbehandlung die erforderliche Dosierung anderer Medikamente in vielen Fällen gesenkt werden kann.

Die Dosisanpassung muss der behandelnde Arzt vornehmen. In der Regel lässt sich Ritalin® völlig problemlos mit den Gehirnfettsäuren kombinieren. Während Ritalin® oder andere Medikamente eine halbe Stunde nach der Einnahme ihre Wirkung entfalten, die für knapp vier Stunden anhält (Ritalin SR® oder LA ca. sechs bis acht Stunden), beeinflussen die Gehirnfettsäuren langfristig die Zusammensetzung der Nervenzellmembranen und den Neurotransmitterstoffwechsel. Die Effekte einer Nährstofftherapie setzen langsam ein und zeigen sich gleichmäßig. Es ist daher wichtig, dass Sie das Verhalten Ihres Kindes genau beobachten. Normalerweise entfaltet Ritalin® nach zwei Stunden seine maximale Wirksamkeit, die danach kontinuierlich abfällt. Oft ist es so, dass die Kinder am Nachmittag wieder unruhig und hyperaktiv werden, sofern nicht eine erneute Ritalin®-Einnahme erfolgt. Sie werden nach einigen Wochen beobachten können, wie die Kinder trotz abfallender Ritalin®-Wirksamkeit ruhig bleiben, was ein erstes Zeichen der zunehmenden Wirksamkeit der Nährstoffkonzentrate ist.

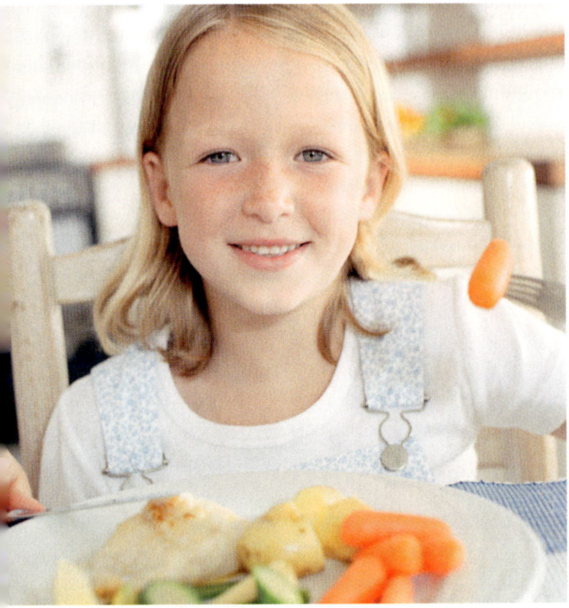

Eine ausgewogene Ernährung mit viel Fisch und Gemüse unterstützt die Therapie.

Ist es problematisch, wenn die Therapie unterbrochen wird?

Eine Unterbrechung der Einnahme ist nicht problematisch, aber auch nicht sinnvoll. Es dauert eine Weile, bis die Gehirnfettsäuren in das Nervengewebe eingebaut sind und sich die Pegel normalisiert haben. Wenn man die Therapie unterbricht, fallen diese Pegel wieder ab, und man muss von Neuem starten. Wenn Sie die Ritalin®-Dosierung bei Ihrem Kind bei gleichzeitiger Nährstofftherapie unverändert beibehalten, werden Sie feststellen, dass zwei Stunden nach der Ritalin®-Einnahme sein Verhalten schlimmer und unruhiger ist als normalerweise. Dies ist ein gutes Zeichen, denn es bedeutet, dass der Körper durch die Nährstofftherapie besser auf die gleiche Menge Ritalin® anspricht. Sobald sich nämlich der Stoffwechsel der Gehirnfettsäuren normalisiert, zeigt Ritalin® die »normale«, d. h. aufputschend-anregende Wirkung. Das ist ein deutliches Zeichen, dass die Ritalin®-Dosis gesenkt werden muss. Auf keinen Fall sollte dieser Effekt dazu führen, dass die Nährstofftherapie eingestellt wird! In vielen Fällen kann man fortan mit einer reduzierten Stimulanziendosis auskommen. Wichtig ist, dass Sie in dieser Phase eng mit dem behandelnden Arzt zusammenarbeiten, um die Dosierung anzupassen.

+ Info

Erschrecken Sie bitte nicht, wenn Ihr Kind bei einer Nährstofftherapie auf die Einnahme Ritalin® anders reagiert als üblich. Das ist ein klares Zeichen der Besserung! Die Veränderung kann sich in ausgeprägter Ruhe zeigen, teilweise aber auch in einer gesteigerten Aktivität, weil die Stimulanzien relativ gesehen überdosiert sind.

Kann man durch die Ernährung den Bedarf an Gehirnfettsäuren decken?

Grundsätzlich ist es möglich, statt über Präparate ausschließlich über die Ernährung die Nährstoffversorgung sicherzustellen. Da allerdings der Bedarf an Gehirnfettsäuren bei AD(H)S-Patienten und Legasthenikern erhöht und daher wesentlich schwieriger zu decken ist als bei Gesunden, erfordert diese Maßnahme einige Kenntnisse über Lebensmittel sowie Disziplin in der Umsetzung. Erfahrungsgemäß ist es viel einfacher, neben einer Therapie mit Nährstoffkonzentraten zusätzlich die Ernährung in einigen Punkten zu optimieren, d. h. die Zufuhr bestimmter Nährstoffe zu erhöhen und die Zufuhr bestimmter Schadstoffe zu senken.

Das Hauptkriterium für die Entscheidung Konzentrate einzusetzen ist die Frage, inwieweit das Ernährungsverhalten eines AD(H)S-Kindes beeinflusst werden kann. Lässt sich eine Umstellung vornehmen, so ist dies der beste Weg. Mit Stimulanzien behandelte Kinder leiden aber recht oft unter der appetithemmenden Wirkung, sodass viele Mütter kaum ein Frühstück in die Kinder hineinbekommen. Heißhungerattacken, die mit Süßigkeiten befriedigt werden, wechseln sich dann mit den »Hungerphasen« ab. Stimulanzien wurden ja jahrelang bei der Behandlung Übergewichtiger eingesetzt und zeigen diese »Nebenwirkung« je nach Patient unterschiedlich deutlich. Hier ist die Nährstofftherapie mit Konzentraten praktisch die einzige Möglichkeit. Positiv ist, dass sich unter einer Nährstofftherapie auch das Essverhalten und der Appetit normalisieren.

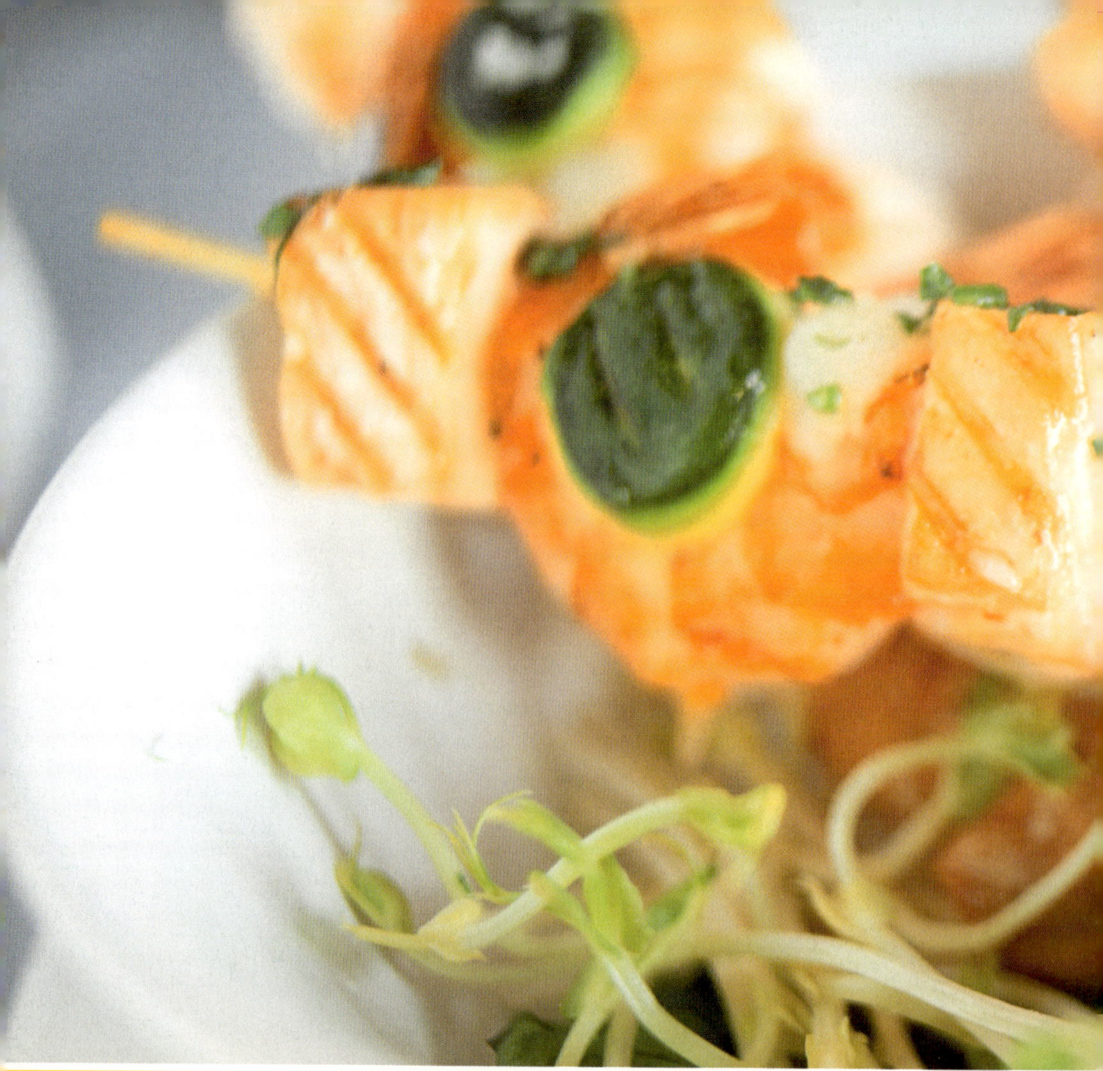

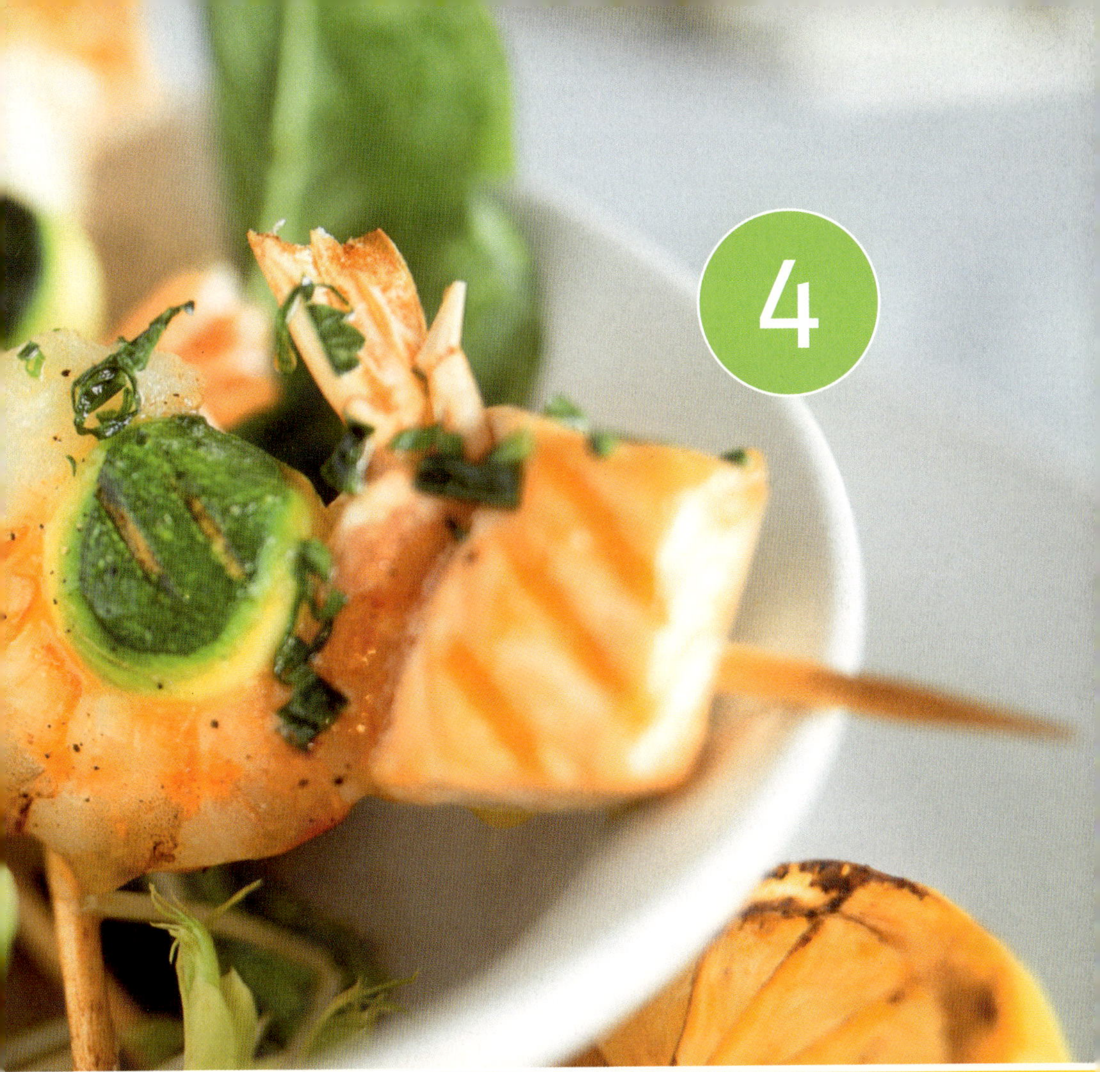

4

Die tägliche Ernährung …

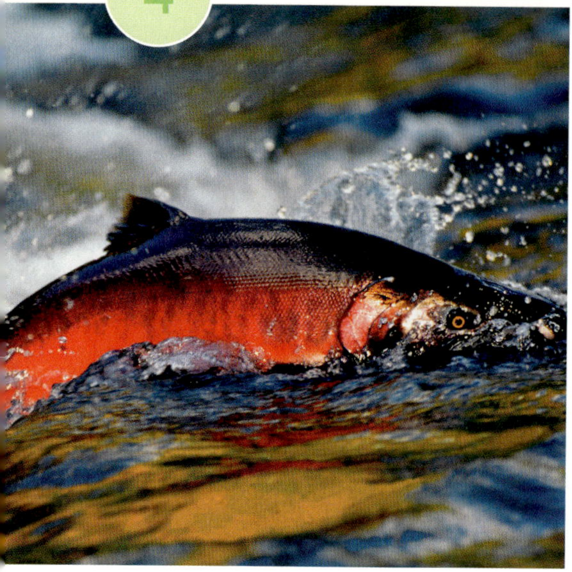

… ein wichtiger Faktor

Auch wenn Sie oder Ihr Kind bereits Nährstoffkonzentrate zu sich nehmen, sollten Sie dennoch auf eine ausgewogene und vollwertige Ernährung achten, die die Therapie zusätzlich unterstützt. Bei AD(H)S und Legasthenie sind speziell die in den Lebensmitteln enthaltenen Gehirnfettsäuren und die Mineralstoffe Magnesium und Zink von Bedeutung.

Welche Lebensmittel sind reich an den spezifischen Nährstoffen?

Die Qualität von Fleisch ist unterschiedlich, abhängig von der Fütterung der Tiere. Wildtiere, die durch eigene Futtersuche unterschiedliche Pflanzen und damit die Vorstufen der Gehirnfettsäuren zu sich nehmen, sind in der Lage, aus diesen Quellen einen nennenswerten Anteil von DHA und AA zu bilden. Masttiere hingegen, die mit Kraftfutter oder Tiermehl aufgezogen werden, sind praktisch DHA-frei, weil die notwendigen Vorstufen fehlen. Im Vergleich zum frühzeitlichen Ackerbau hat sich die Situation noch verschlechtert. Während bis zum Beginn des 20. Jahrhunderts der Fettanteil im Fleisch relativ hoch lag und damit noch gewisse Mengen an Gehirnfettsäuren darin zu finden waren, enthält ein Rindersteak oder Schweinefilet heute gerade noch zwei Prozent Fett, DHA ist hier gar nicht mehr vorhanden. Selbst die heute angebotenen »Wildtiere« stammen weitgehend aus Gehege-Intensivzüchtung mit Kraftfutter. Im Hinblick auf eine Versorgung mit den Gehirnfettsäuren sind die zur Verfügung stehenden gezüchteten Fleischsorten daher völlig ungeeignet, Fleisch von Wildtieren liefert noch geringe Mengen an Gehirnfettsäuren. Magnesium ist in 100 g Filet mit ungefähr 25 mg und Zink mit etwa 3 mg enthalten, sodass Fleisch zwar nennenswert zur Bedarfsdeckung von Zink beiträgt, kaum aber von Magnesium. Der Magnesium- und Zinkgehalt von Kaltwasserfischen und Meeres-

tieren bewegt sich etwa zwischen 20 und 30 mg Magnesium und etwa 0,5 bis 1,5 mg Zink pro 100 g.
Stellen Sie sich vor, Ihr Gehirn benötigt zur Erneuerung seiner Strukturen DHA, aber der nötige Baustoff wird nicht geliefert. Das Gehirn hat keine Wahl und verwendet in dieser Situation den nächstähnlichen, aber ungeeigneten Baustoff. Das Ergebnis sind Nervenzellmembranen, die nicht funktionstüchtig sind und Ausfälle zeigen. Der Neurotransmitterstoffwechsel gerät durcheinander und Verhaltensauffälligkeiten, Konzentrationsstörungen und Depressionen sind das Ergebnis.

+ Info

Die zunehmende Viehzucht macht es dem Menschen immer schwerer, an essenzielle Gehirnfettsäuren und Mineralstoffe zu gelangen. Gerade bei AD(H)S ist es von zentraler Wichtigkeit, durch eine entsprechende, bewusste Ernährung Ausgleich zu schaffen.

Der Effekt verschärft sich massiv, wenn durch Gendefekte bei AD(H)S eine Umwandlung innerhalb der jeweiligen Fettsäurefamilie gestört ist. Ein weiteres Problem ist, dass die einzige DHA-reiche Nahrungsquelle Fisch und Fischprodukte zunehmend aus Farmen stammt. Damit tritt hier das gleiche Problem auf wie bei der landwirtschaftlichen Viehzucht: Mit dem Wandel des Futters von natürlichen Quellen zu künstlichem Kraftfutter sinkt der DHA-Anteil auch im Fisch. Wenn Fisch eine gesunde Nahrungsquelle für den Menschen bleiben soll, muss er natürliches Futter bekommen. Greifen Sie also möglichst oft auf Wildwasserfische (z. B. Wildlachs) zurück.
Empfehlenswert zur Deckung des Magnesiumbedarfs sind daher als kleine Zwischenmahlzeit Nüsse, Mandeln oder Pinienkerne oder das so genannte Studentenfutter.
Für Kinder ist Kakao als Getränk zwischendurch gut geeignet, allerdings sollten Sie auf die fertigen zuckerreichen Mischungen verzichten. Pures Kakaopulver ist kalorienärmer und enthält wertvolle Antioxidanzien.
Fettarmes Sojabohnenmehl kann beispielsweise dem Frühstücksmüsli beigemischt werden oder in Kombination mit Naturjoghurt und einem Löffel Honig als Frühstück oder Zwischenmahlzeit allein gegessen werden.

*** Tipp**

Am besten eignet sich eine Mischung aus entöltem Kakaopulver mit Milch oder Wasser, so erhalten Sie eine gute Magnesium- und Zinkquelle.

Die folgende Tabelle gibt einen Überblick über den Gehalt an AA, DHA und Zink in verschiedenen Fleischsorten:

Angaben in mg/100 g Lebensmittel	Omega-6	Omega-3	Spurenelement
	AA (Arachidonsäure)	DHA (Docosahexaensäure)	Zink
Pute	300	20	1,9
Schaffleisch	200	10	4,5
Schweinefleisch	400	10	2,0
Huhn	10	10	1,0
Hirschbraten (Zucht)	90	<1	3,2
Rindfleisch	30	<1	4,4
Kalbfleisch	50	<1	3,0
Ziege	<1	<1	2,6
Pferdefleisch	<1	<1	4,9
Frankfurter Würstchen	70	<1	3,7
Frühstücksspeck	40	<1	1,0
Hasenrücken	100	0	2,2
Ente	<1	0	2,0

= Fazit

Fleisch scheidet als Lieferant für die Gehirnfettsäure DHA und den Mineralstoff Magnesium praktisch aus. Das einzige DHA-reiche Fleischprodukt ist das Hirn von Schlachttieren, das man allerdings wegen der BSE-Gefahr nicht mehr empfehlen kann. Für AA ist Fleisch hingegen eine gute Quelle. Die enthaltenen Zinkmengen können helfen, den Bedarf an diesem Spurenelement zu decken.

Die einzige heute noch verfügbare natürliche und reiche DHA-Quelle sind Meerestiere aus kalten Gewässern, wie z.B. Thunfisch, Lachs, Makrele, Sardine, Hering, Aal, Meeresfrüchte etc.

Angaben in mg/100 g Lebensmittel	Omega-6	Omega-3	Spurenelement
	AA (Arachidonsäure)	DHA (Docosahexaensäure)	Zink
Thunfisch	300	3400	0,6
Lachs	185	2100	1,0
Makrele	100	1300	0,5
Sardine	10	900	2,3
Hering	100	500	0,8
Regenbogen-forelle	100	400	1,2
Aal	200	200	2,0
Auster	30	200	85
Krebse	20	200	1
Krabben	20	200	2,1
Tintenfisch	100	200	0,7
Schollenfilet	100	200	0,6
Dorsch	20	100	0,4
Schellfisch	20	100	0,4
Miesmuscheln	70	100	2,7
Seelachsfilet (Fischstäbchen)	10	nicht nachweisbar	2,7

Das Landwirtschaftsministerium der Vereinigten Staaten weist für 1950 noch eine DHA-Zufuhr von 168 mg pro Tag und Person aus, wohingegen 1994 die Zufuhr auf 92 mg pro Tag gesunken ist. Amerikaner, die keinen Fisch essen, lagen mit 100 mg pro Tag schon 1950 dramatisch niedrig, bei ihnen sank die Zufuhr bis 1994 auf ein gefährlich geringes Niveau von 34 mg pro Tag.

Lebensmittel	Magnesiumgehalt in mg/100 g	Magnesium-bedarf/Tag	Zinkgehalt in mg/100 g	Zinkbedarf/Tag
Kakao	414	Kinder von 4–7 Jahren = 120 mg	8,2	Kinder von 4–7 Jahren = 5 mg
Pinienkerne	235		4,3	
Mandeln	170		2,2	
Haselnüsse	155		1,9	
Haferflocken	134	Kinder von 7–10 Jahren = 170 mg	4,4	Kinder von 7–10 Jahren = 7 mg
Walnüsse	130		2,7	
Weizenflocken	128		2,7	
Roggenflocken	120		2,5	
Feigen	90	Kinder von 9–13 Jahren = 230 mg	1,1	Kinder von 11–13 Jahren = 9 mg
Sojabohnen	65		0,7	
Schaffleisch	27		3,2	
Schweinefleisch	25		2,0	
Rindfleisch	22	ab 13 Jahren = 300 mg	4,4	ab 13 Jahren = 10 mg
Putenfleisch	20		1,8	
Hühnerfleisch	19		1,0	

= Fazit

Aus ernährungsmedizinischer Sicht sind lediglich die Meerestiere eine hoch konzentrierte Quelle für die Gehirnfettsäuren DHA und AA, wobei Zuchtfische eine wesentlich schlechtere Quelle darstellen als Fangfisch. Im Rahmen der diätetischen AD(H)S- und Legasthenie-behandlung empfiehlt es sich, dreimal wöchentlich jeweils 100 g Kaltwasserfisch oder Meeresfrüchte zu essen, um den Bedarf an DHA und AA zusätzlich zu decken.

Durch drei Fleischmahlzeiten pro Woche kann der Zinkbedarf gedeckt werden. GLA findet sich nur in wenigen Pflanzen. Es kann beim Stoffwechselgesunden selbst aus Vorstufen gebildet werden, was bei Menschen mit AD(H)S und Legasthenie nur bedingt möglich ist. Zu den GLA-Quellen gehören die Samen der schwarzen Johannis- und der Stachelbeere sowie die Öle von Nachtkerze und Borretsch. Reich an Magnesium sind Kakao, Mandeln, Sojaprodukte, Haselnüsse, Walnüsse, Pinienkerne, Vollkornflocken und Feigen.

Das sollten Sie und Ihre Kinder beim Essen beachten

Die Essgewohnheiten von AD(H)S-Betroffenen sind oft sprunghaft, unberechenbar und ungesund einseitig, weil der Appetit unter Stimulanzientherapie unterdrückt und die natürliche Regulation ausgeschaltet wird. Aber auch ohne Medikamente ist dieses Phänomen schon bei Babys und Kleinkindern zu beobachten. Die so genannten Dreimonatskoliken sind bei AD(H)S-Kindern meist sehr ausgeprägt, weil die Kinder viel Luft schlucken, hastig trinken und die Blähungen den kleinen Bauch heftig quälen. Oft halten diese Beschwerden weit über den Dreimonatszeitraum an.

Auch in den späteren Jahren kann das Thema »Essen« zum Drama werden. Die Kinder realisieren häufig nicht, dass sie Hunger und Durst haben, und müssen an Mahlzeiten erinnert werden. Außerdem haben sie oft einen eisernen Willen, indem sie ganz klar signalisieren, was sie mögen und was nicht. Auf keinen Fall sollten Sie die Kinder gegen ihren Willen zum Essen zwingen, sonst fliegen Teelöffel als Hubschrauber durch die Gegend, Teller werden umgeworfen und das zerbissene Butterbrot wird hingebungsvoll ausgespuckt und mit der Gabel auf der Tischdecke untersucht. Es empfiehlt sich, die Neugierde zu wecken, indem Sie etwas voressen und es Ihrem Kind gar nicht anbieten, sondern auf Nachfrage warten. Manchmal ist es von Erfolg gekrönt, mit dem beliebten Dessert zu beginnen und den Brei direkt hinterher zu füttern.

Bei AD(H)S gilt: weniger Kohlenhydrate, mehr Gehirnfettsäuren!

Neben den genannten Empfehlungen zu Lebensmitteln, die reich an Gehirnfettsäuren bzw. Magnesium und Zink sind, sollten Sie außerdem folgende Hinweise beachten: Die weltweit führende Harvard Medical School in Boston hat im letzten Jahr wegweisende neue Ernährungsempfehlungen veröffentlicht, die einen deutlich geringeren Getreidekonsum, einen höheren Fisch- und Fleischkonsum und einen deutlich höheren Gemüse- und Obstverzehr empfehlen, was der »Steinzeiternährung« deutlich näher kommt als die modernen Low-Fat-Diäten.

*** Tipp**

»Lebensmittel, die gut für das Herz sind, sind auch gut für das Gehirn.«
Hippokrates

Hintergrund hierfür sind aktuelle Forschungsergebnisse, die aufzeigen, an welche Nahrung die Menschheit von der Evolution her angepasst ist (siehe Seite 62 ff.). Die *New York Times* vom 7. Juli 2002 nahm die nachweislich falschen fettarmen Ernährungsformen der vergangenen 30 Jahre mit dem Titel »What if It's All Been a Big Fat Lie?« aufs Korn, die Tageszeitung *Die Zeit* titelte am 27. April 2002: »Fette Lügen – streng wissenschaftliche Methoden entlarven falsche Ernährungsempfehlungen«, und die Zeitschrift *Der Kassenarzt* überschrieb ihren Artikel in Heft 4 (2003) mit: »Bringt die AOK die Dicken (mit der fettarmen Pfundskur) um?« Einen Überblick über die neuen Ernährungsempfehlungen gibt die folgende Grafik[44]:

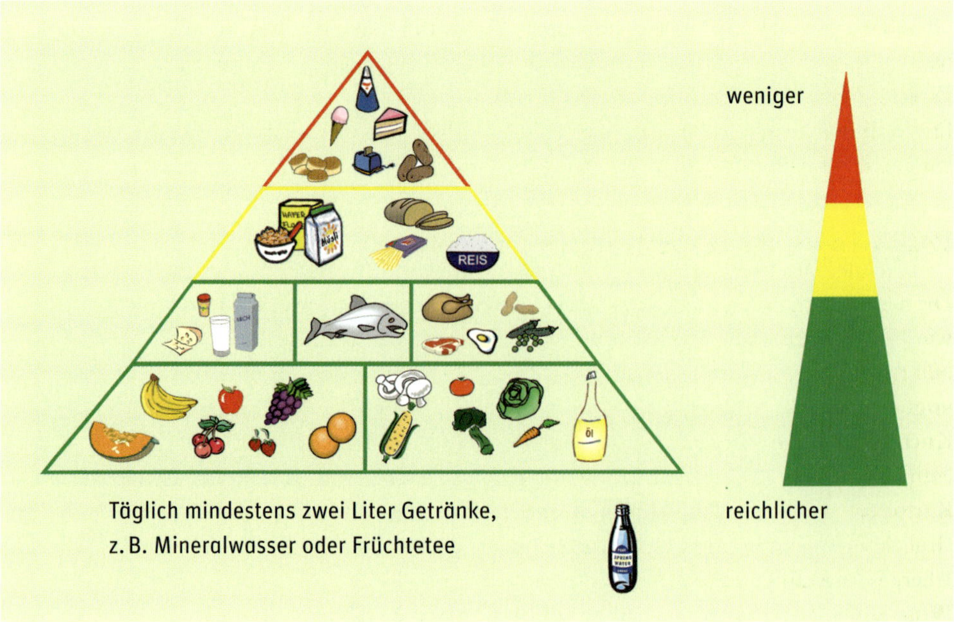

Wie Sie sehen, wird hier die unnatürlich hohe Zufuhr an Kohlenhydraten durch Brot, Reis, Nudeln, Müsli und Kartoffeln reduziert, gleichzeitig die Zufuhr an Gehirnfettsäuren erhöht. Insbesondere gelten diese Empfehlungen daher auch bei Lernstörungen.

*** Tipp**

Moderne Ernährungswissenschaftler empfehlen, fünfmal am Tag Obst und Gemüse zu essen.

Die Form der Pyramide signalisiert die empfohlenen Mengen. Am Fuß der Pyramide finden sich die Grundnahrungsmittel. Während hier früher die kohlenhydrathaltigen Lebensmittel standen, stehen an dieser Stelle nunmehr Obst und Gemüse. Die Gemüsemenge ist nicht begrenzt, hiervon sollte reichlich gegessen werden, ebenso mindestens zwei bis drei Stück Obst am Tag. Beide Lebensmittelgruppen sind natürliche Vitalstoffkonzentrate, die reich an Vitaminen, sekundären Pflanzenstoffen, Mineralstoffen, Spurenelementen und Ballaststoffen sind.
Mit aufgenommen in diese Ebene der Grundnahrungsmittel wurden auch die pflanzlichen Öle, die reich an ungesättigten Fettsäuren sind. Die Ebene darüber bilden die eiweißreichen Lebensmittel Milch und Milchprodukte, Fisch, Fleisch, Eier, Nüsse und Hülsenfrüchte. Sie liefern hochwertiges Eiweiß – den Baustoff für unseren Körper –, außerdem wichtige Mineralstoffe, Spurenelemente und vor allem wertvolle Gehirnfettsäuren.

Vollkornprodukte: die nährstoffreichen Energielieferanten

Die nächste und kleinere Ebene enthält die kohlenhydrathaltigen Lebensmittel wie Nudeln, Reis und Brot. Hier sind Vollkornprodukte wegen der höheren Nährstoffdichte deutlich zu bevorzugen. In der Spitze befinden sich die eher ungünstigen Lebensmittel wie Weißmehlprodukte, Kartoffeln, Süßigkeiten, Kuchen. Sie liefern vergleichsweise wenig Nährstoffe und übermäßig viel Kohlenhydrate bzw. Zucker. Das gilt – für viele sicherlich überraschend – auch für Kartoffeln, die den Blutzuckerpegel sehr schnell ansteigen lassen und damit ähnlich wirken wie Süßigkeiten und zuckerhaltige Getränke, die leicht zu Übergewicht führen.
Wussten Sie, dass Kohlenhydrate, also der Hauptbestandteil dieser Gruppe, für den Körper eigentlich entbehrlich sind? Grundsätzlich bedeutet dies eine Verschiebung der Ernährung weg von einer kohlenhydratreichen, hin zu einer eiweiß- und an hochwertigen Gehirnfetten reichen Ernährung mit viel Fisch sowie Obst und Gemüse, was auch der Ernährungsform des Menschen während seiner Zeit als Jäger und Sammler näher kommt. An diese Nahrung ist unser Körper optimal angepasst.

Wichtiger Hinweis für Vegetarier

Generell wird die vegetarische Ernährungsform mit Gesundheit und einem langen Leben in Verbindung gebracht. Tatsächlich leben Vegetarier in der Regel sehr gesundheitsbewusst, sie meiden Nikotin und Alkohol und sorgen für regelmäßige körperliche Betätigung. Die vegetarische Ernährung entspricht allerdings nicht unserer genetischen Ausstattung und wird von keinem Naturvolk praktiziert. Sie ist sogar mit einigen Nachteilen verbunden. Kinder von Vegetarierinnen beispielsweise haben im Durchschnitt ein kleineres Geburtsgewicht, eine geringere Körperlänge und ein geringeres Gehirnvolumen als jene von Mischköstlern. Die Gehirnentwicklung ist bei ihnen im Vergleich verzögert und die Sehkraft oft eingeschränkt, was durch mehrere Studien belegt wird.[45]

+ Info

Bei Vegetariern müssen die fehlenden Gehirnfettsäuren durch entsprechende Konzentrate zugeführt werden, insbesondere in den Monaten der Schwangerschaft, während der Stillzeit und später für die Kinder selbst.

Besonders problematisch ist die Situation bei Veganern, einer Vegetariergruppe, die weder Milchprodukte, Eier, Fisch noch irgendein anderes tierisches Lebensmittel akzeptiert. Das Blut von Veganern weist eine deutlich erhöhte Gerinnungsneigung, erhöhte Homocysteinspiegel (Risikofaktor für Arteriosklerose) sowie einen Vitamin-B12-, Zink- und DHA-Mangel auf, ebenjene Nährstoffe, die in Fisch und Fleisch enthalten sind. Eine vegetarische Ernährungsform mit Supplementierung der Gehirnfettsäuren und Mineralstoffe kann diese Defizite ausgleichen.

Stillen beugt vor!

Durch die zunehmende Verbreitung und Vermarktung industrieller Baby- und Kindernahrungen wird in Deutschland weniger und kürzer gestillt als noch zu Beginn des 20. Jahrhunderts. Falsche Schönheitsideale und kosmetische Brustoperationen führen oft dazu, dass rasch abgestillt wird oder ein Stillen gar nicht mehr möglich ist. Nur ein Drittel aller Mütter stillt das Baby bis zum vierten Monat, wie es von Ärzten empfohlen wird. Ein vollständig über Muttermilch

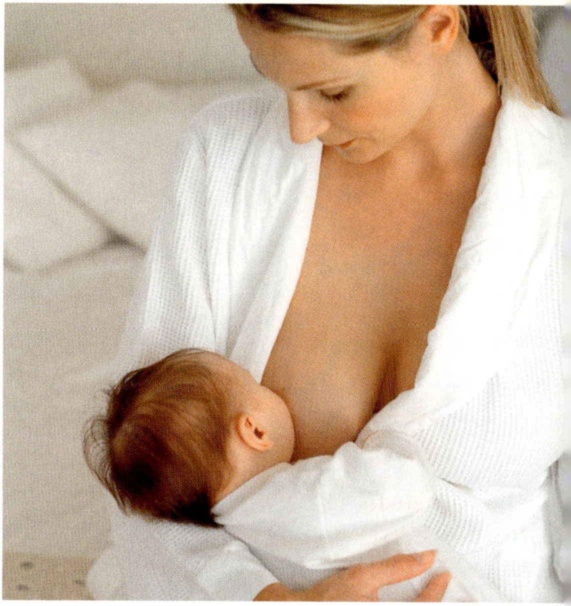

Über die Muttermilch erhält das Baby wertvolle Gehirnfettsäuren.

ernährter Säugling erhält aber alle Nährstoffe in bedarfsangepasster und hygienisch einwandfreier Form.

Muttermilch schützt Ihr Baby nicht nur vor Infektionen, sondern ist auch eine reiche DHA- und GLA-Quelle, vorausgesetzt, auch Sie als Mutter sind gut mit diesen Nährstoffen versorgt. Die tatsächlich in der Muttermilch enthaltenen Mengen an Gehirnfettsäuren sind nämlich von der Zufuhr über die Ernährung der Mutter abhängig. Interessanterweise wurde festgestellt, dass AD(H)S-Patienten in der Regel deutlich seltener und/oder kürzer gestillt wurden als gesunde Vergleichsgruppen, womit ein Teil der Defizite erklärt werden kann. In Säuglingsfertignahrungen ist weder DHA noch GLA als Bestandteil gesetzlich vorgeschrieben, was zu entsprechenden Mängeln führen kann. Verschiedene Untersuchungen belegen ferner, dass der DHA-Pegel im Gehirn bei gestillten Kindern höher ist als bei Fütterung mit industriell hergestellter Babynahrung.

Die Qualität der Muttermilch ist abhängig von der Ernährung der Mutter

Ein zusätzliches Problem besteht darin, dass auch bei den stillenden Müttern der DHA- und GLA-Pegel der Muttermilch abfällt, wenn mit der Nahrung keine ausreichenden Mengen mehr zugeführt werden. Die Qualität der Muttermilch lässt also im Hinblick auf den DHA- und GLA-Gehalt nach. Dieses Problem besteht natürlich auch schon in der Schwangerschaft. Wenn die werdende Mutter industriell verarbeitete Fertigmahlzeiten bevorzugt, kommt es rasch zu einer Unterversorgung, unter der auch der Fötus zu leiden hat. Schon in den letzten drei Monaten der Schwangerschaft, wenn das Gehirnwachstum am schnellsten verläuft und es am empfindlichsten auf ernährungsbedingte Mangelzustände reagiert, wirkt sich die AA- und DHA-Konzentration im Gehirn aus. Es besteht z.B. ein direkter Zusammenhang zwischen der DHA-Zufuhr in dieser Zeit und der Sehschärfe bzw. der Entwicklungsreife des Gehirns. Je weniger DHA zugeführt wird, umso schlechter sind die Werte. Tierstudien belegen, dass die Entwicklung und Funktionsfähigkeit des Gehirns dauerhaft gestört werden, wenn die Gehirnfettsäuren während der Schwangerschaft fehlen. Gehirnfettsäuren sind der zentrale Dreh- und Angelpunkt, der die Gehirnentwicklung steuert.[46]

Kann eine postnatale Depression durch Gehirnfettsäuren verhindert werden?

Es wird vermutet, dass ein Mangel an Gehirnfettsäuren bei der werdenden Mutter den Ausbruch einer Schwangerschaftsdepression begünstigt. Wir wissen, dass der DHA-Pegel im Gehirn mit der Serotoninmenge im Zusammenhang steht und ein Serotoninmangel Depressionen verursacht. Ein DHA-Mangel fördert also die Entstehung von Depressionen. Während der Schwangerschaft zehrt der mütterliche Organismus bei ungenügender Zufuhr aus, um die vorhandenen DHA-Reserven dem Fötus zukommen zu lassen. Als Folge davon kann nach der Geburt eine besonders ausgeprägte Depression ausbrechen. Besonders wichtig ist daher eine ausreichende DHA-, GLA- und AA-Zufuhr bereits während der Schwangerschaft, welche der Entstehung von AD(H)S und Legasthenie vorbeugen kann.

+ Info

»Die Deutschen bringen sich mit Messer und Gabel um.« Dieser Ausspruch der ehemaligen Bundestagspräsidentin Rita Süßmuth kennzeichnet das Kernproblem.

Was Sie auf dem Speiseplan eher meiden sollten

Der Konsum an natürlichen, DHA-reichen Lebensmitteln hat im Lauf der vergangenen Jahrzehnte stark abgenommen, gleichzeitig ist der bei AD(H)S und Legasthenie besonders kritische trans-Fettsäure-Konsum angestiegen. Fertigprodukte und Fast Food spielen hierbei eine entscheidende Rolle. Pommes frites, Chips und Hartgebäck sind die größten Quellen – Nahrungsmittel, die vielleicht lecker schmecken, aber entbehrlich sind und sich gut durch gesündere Alternativen ersetzen lassen.

Bei der industriellen Verarbeitung von Lebensmitteln gehen nicht nur Vitalstoffe verloren, es entstehen zum Teil auch gefährliche Schadstoffe, die so genannten trans-Fettsäuren. Trans-Fettsäuren blockieren die Enzymwerkzeuge zur Umwandlung der Fettsäuren ineinander, was den bei AD(H)S schon gestörten Fettsäurestoffwechsel weiter dramatisch belastet.[47] Trans-Fettsäuren entziehen dem Gehirn durch diese Blockade das dringend benötigte DHA. Für Menschen mit Lernstörungen ist es daher wichtig, die Zufuhr an trans-Fettsäuren zu reduzieren.

Wie entstehen trans-Fettsäuren?

Trans-Fettsäuren entstehen bei der Hydrierung bzw. Härtung von Fetten. Bei diesem Verfahren werden flüssige Fette in feste Fette überführt, daher spricht man von Härtung. Diese Fette können dann zu Margarine verarbeitet werden und finden in Fertigmahlzeiten, Gebäck, Kuchen, Nuss-Nougat-Cremes und vielen anderen Lebensmitteln Verwendung. Die Hauptaufnahmequelle von trans-Fettsäuren für den Menschen sind gehärtete Fette.
Ein Vorteil von gehärteten Fetten ist, dass diese haltbar sind und nicht ranzig werden, wodurch sich ihre breite Verwendung in der Industrie erklärt. Der Konsum an den als Schadstoffe anzusehenden trans-Fettsäuren ist durch Fertigprodukte bedrohlich angestiegen. Trans-Fettsäuren entstehen aber nicht nur bei der Härtung von Fetten, sondern auch beim Erhitzen von ungesättigten Fettsäuren auf hohe Temperaturen, wie es z. B. beim Frittieren und Backen der Fall ist.

> **! Vorsicht**
>
> **Pommes frites, Chips, Blätterteige, Fertigpizzen und alle Produkte, die mit gehärteten Fetten hergestellt werden, enthalten trans-Fettsäuren.**

In welchen Lebensmitteln kommen trans-Fettsäuren vor?

Die durchschnittliche Aufnahme von trans-Fettsäuren in Deutschland liegt zwischen 3 und 4 g pro Kopf und Tag. In den USA werden beispielsweise ca. 12–15 g dieser Fettsäuren pro Kopf und Tag aufgenommen. Aber auch innerhalb einer Bevölkerungsgruppe kann es, je nach Ernährungsverhalten, große Unterschiede geben.[48]

In der folgenden Tabelle sind die durchschnittlichen trans-Fettsäuregehalte einiger Produkte aufgelistet:

Durchschnittliche trans-Fettsäuregehalte in g/100 g

Back- und Bratfette	0 – 30 g	Haselnusscremeschnitte	3,5 g
Blätterteige	ca. 3,3 g	Käse	3,6 g
Brie	ca. 1,6 g	Kekse	0 –1,6 g
Butter	4,7 g	Kuhmilch (2,5 % Fett)	0,14 g
Diät-Margarine	0 – 0,4 g	Margarinen	0 –17 g
Erdnussbutter	0 – 0,3 g	Pizza mit Käse, Tomaten	0,24 g
Entenbrust	0,07 g	Pommes frites*	2,4 – 58,7 g
Fertigmenüs	ca. 0,3 g	Suppenwürfel,	
Fleischkonserven	< 1 g	Soßen, Pulver	bis zu 9 g
Hamburger	ca. 1,4 g	Tiefkühl-Pommes frites	< 3 g
Hühnchen	0,01 g	vegetarische Brotaufstriche	0,1– 0,4 g
Karamellbonbons	ca. 3,3 g	Waffeln mit Haselnusscreme	8 g
Kartoffelchips	0,2 – 4,5 g	Wurst	0,6 – 6,4 g

*Diese Zahlen stammen aus der Sendung Kostprobe des WDR vom 22. Februar 1999. Dort wurden in verschiedenen Schnellimbiss-Restaurants im Ruhrgebiet (Düsseldorf und Köln) Proben gezogen und diese auf den Gehalt an trans-Fettsäuren hin untersucht. Den besten Wert mit 2,4 g wies die Portion Pommes frites beim Nordsee-Restaurant in Düsseldorf auf. McDonald's in Köln lag bereits bei 15,9 g und Burger King in Köln bei 58,7 g, jeweils bezogen auf 100 g Gesamtfettgehalt! Trans-Fettsäuren entstehen insbesondere durch langes Erhitzen von Fett. Der Gehalt an trans-Fettsäuren ist daher immer auch ein Merkmal dafür, wie lange ein Fett bereits in Gebrauch ist. Diese enorme Bandbreite macht deutlich, wie wichtig es ist, auf den Gehalt an trans-Fettsäuren zu achten.

Eine Münchener Forschergruppe spürte im Rahmen einer Studie trans-Fettsäuren auf. Sie untersuchte 32 Brotaufstriche und -beläge, die vor allem Kinder gerne mögen. Darunter waren Nuss-Nougat-Cremes, Marmelade, Erdnussbutter, Wurst und Käse sowie vegetarische Brotaufstriche. Das Ergebnis: Die meisten trans-Fettsäuren fanden sich in Nuss-Nougat-Cremes, nämlich im Schnitt 5,5 g pro 100 g Produkt. Butter enthielt 4,7 g, Käse 3,6 g.

Erdnussbutter und vegetarische Brotaufstriche waren dagegen so gut wie frei von trans-Fettsäuren.
Heute ist durch Forschungsergebnisse belegt, dass trans-Fettsäuren, was die Wirkung auf den menschlichen Körper betrifft, neben den ungünstigen Effekten bei AD(H)S zusätzlich den Cholesterinspiegel erhöhen und damit der Arteriosklerose Vorschub leisten.

+ Info

Generell gilt die Regel: Je weniger trans-Fettsäuren aufgenommen werden, desto besser! Denn sie sorgen nicht nur bei AD(H)S-Patienten für ein Stoffwechselchaos.

Achten Sie bei industriell bearbeiteten Lebensmitteln auf die Inhaltsstoffe!

Es ist schwierig, trans-Fettsäuren vollständig zu meiden, da gehärtete Fette und frittierte Lebensmittel heutzutage eine derart starke Verbreitung gefunden haben. Ganz entgehen kann ihnen eigentlich nur, wer alle Mahlzeiten selbst aus frischen Produkten zubereitet. Ein besonderes Problem ist, dass der Gehalt an trans-Fettsäuren auf Lebensmitteln nicht ausdrücklich deklariert werden muss. Der Hinweis »Enthält teilweise oder vollständig gehärtete Fette« zeigt aber an, dass das Produkt trans-Fettsäuren enthält. Diese liefern ebenso viel Energie wie »normale« Fettsäuren. Trans-Fettsäuren sind den unentbehrlichen essenziellen Fettsäuren sehr ähnlich, sie weisen aber im Detail feine Unterschiede auf, sodass sie von den Werkzeugen (Enzymen) der Produktionsstraße zwar angenommen werden, diese aber in der Folge blockieren. Eine Weiterverarbeitung der trans-Fettsäuren ist ausgeschlossen, das Enzym fällt aus, ist defekt. Auf diese Weise entsteht ein Stoffwechselchaos.

Risikogruppe Kinder und Jugendliche

In Deutschland stellen Kinder und Jugendliche eine der größten Risikogruppen der Fast-Food-Generation dar. Bei entsprechender Lebensmittelauswahl (viel Pommes frites, Nuss-Nougat-Aufstriche, Kekse, minderwertige Margarine etc.) nehmen z. B. Vier- bis Sechsjährige oft täglich mehr als 7 g trans-Fettsäuren auf. Bedingt durch die bei dieser Gruppe insgesamt niedrigere Fettaufnahme (ca. 60 bis 70 g) und das niedrigere Körpergewicht, stellen trans-Fettsäuren einen nicht unerheblichen Faktor dar.

Die Tabellen[49] machen deutlich, welch großen Einfluss die geeignete Lebensmittelauswahl darauf hat, wie viele trans-Fettsäuren man dem Körper zuführt:

Beispiel für eine trans-fettsäurereiche Ernährung bei einem sechsjährigen Kind			
Mahlzeit	Nahrungsmittel	Lebensmittel (g)	Zufuhr an trans-Fettsäuren
Frühstück	Mischbrot	60	–
	Milky-Way-Creme	30	0,5
	2 Tassen Tee	150	–
Pause	Mischbrot	60	–
	Kalbsleberwurst	20	0,2
	H-Vollmilch	100	–
	Banane	50	–
Mittag	Schweineschnitzel	80	0,1
	Pommes frites	80	1,1
	grüner Salat	105	–
	Olivenöl	5	–
	0,5 l Limonade light	500	–
Zwischenmahlzeit	Apfel	50	–
Abend	Mischbrot	60	–
	Schmelzkäse	15	1,2
	Mischbrot	60	–
	Margarine Flora Soft	10	3,6
	Salami	15	0,1
	Mineralwasser	400	–
Summe			6,8

Beispiel für eine trans-fettsäureverminderte Ernährung bei einem sechsjährigen Kind			
Mahlzeit	Nahrungsmittel	Lebensmittel (g)	Zufuhr an trans-Fettsäuren
Frühstück	Mischbrot	60	–
	Nutella	30	0,1
	2 Tassen Tee	150	–
Pause	Mischbrot	60	–
	Kalbsleberwurst mit Tofu	20	–
	H-Vollmilch	100	–
	Banane	50	–
Mittag	Schweineschnitzel	80	0,1
	Kartoffeln	100	–
	grüner Salat	105	–
	Olivenöl	5	–
	0,5 l Limonade light	500	–
Zwischenmahlzeit	Apfel	50	–
Abend	Mischbrot	60	–
	Tofupaste/Banane	20	–
	Mischbrot	60	–
	Margarine Becel	10	0,3
	vegetarische Wurst	15	–
	Mineralwasser	400	–
Summe			0,5

Bei Säuglingen sollte noch mehr auf die Ernährung (in diesem Fall der Mutter) geachtet werden. Bei einer hohen Zufuhr von trans-Fettsäuren nimmt auch das Kind über die Muttermilch viel auf. Langkettige Fettsäuren werden gerade beim Säugling in großen Mengen in Membranen (z. B. des Gehirns) eingebaut. Da diese Membranen besonders lange bestehen, ist der Einbau von trans-Fettsäuren im Hinblick auf die Entwicklung von Lernstörungen hochproblematisch.

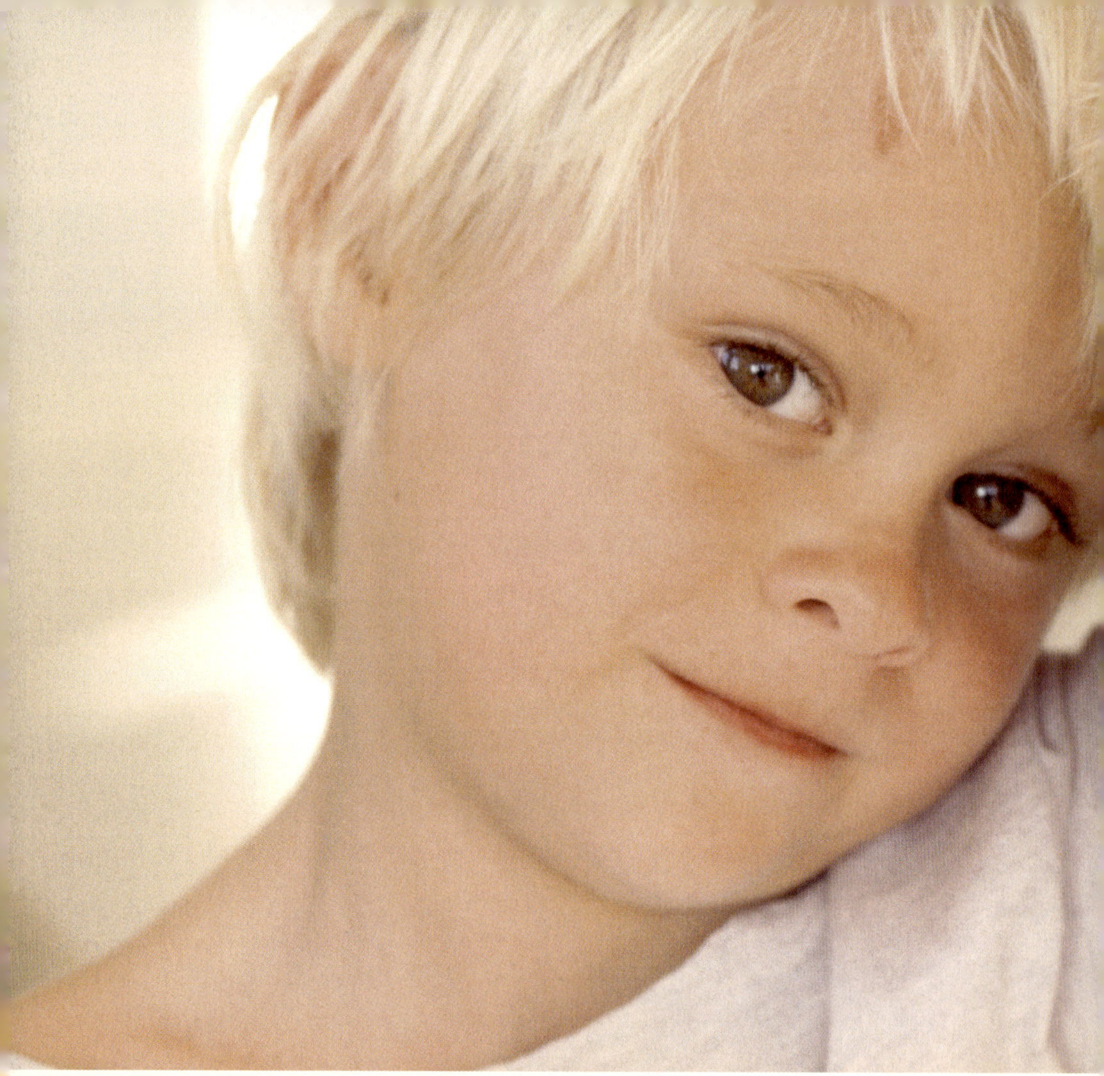

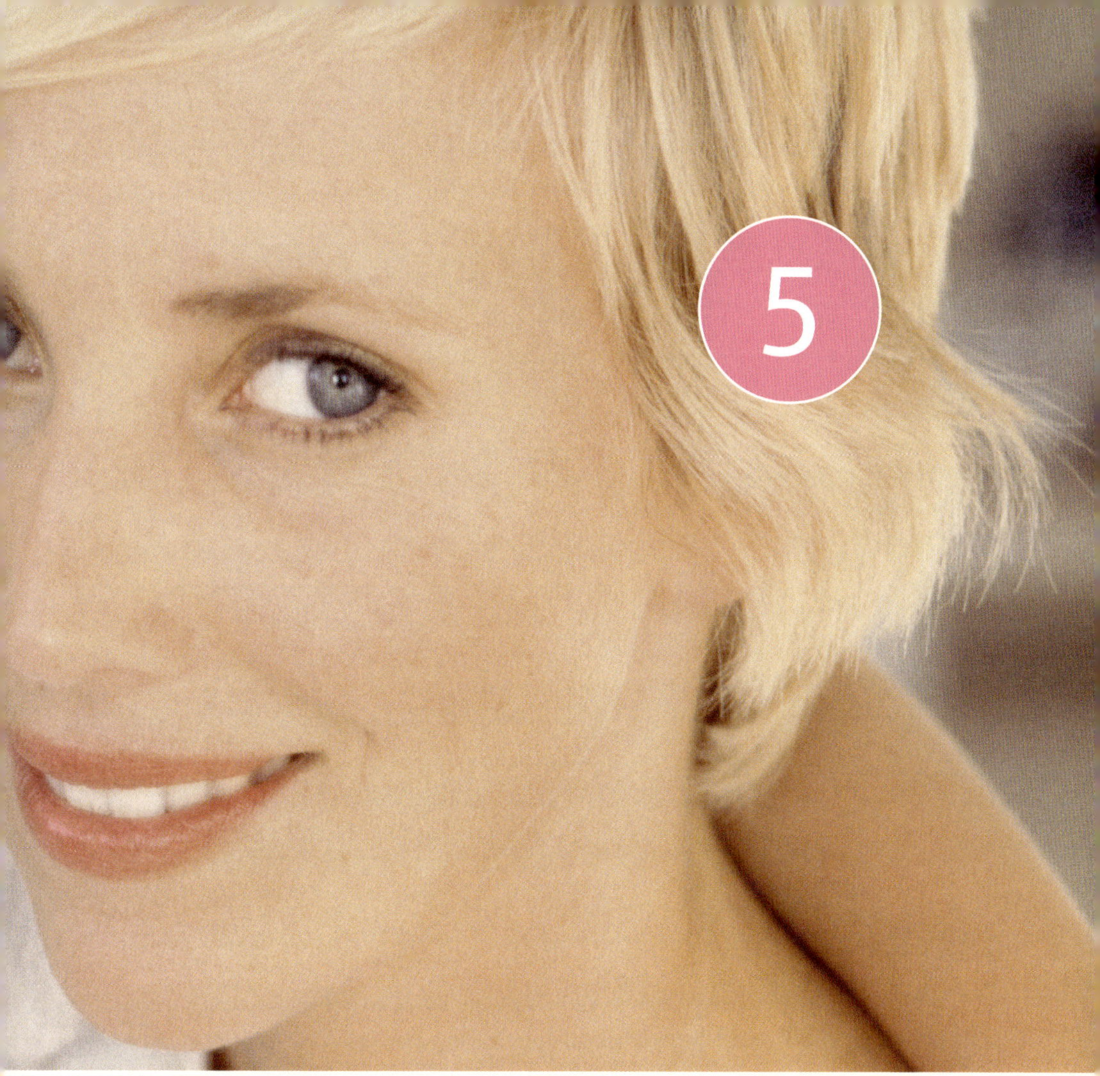

5

Tipps …

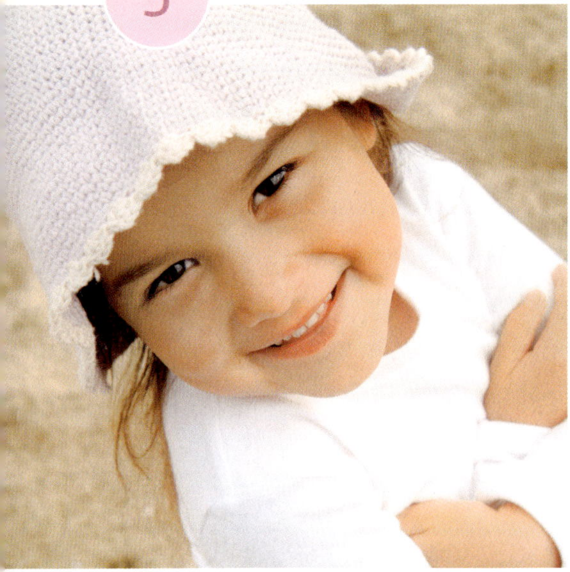

... im Umgang mit AD(H)S

Um Ihnen den Alltag mit einem AD(H)S-betroffenen Kind oder Erwachsenen zu erleichtern, haben wir nachfolgend eine Zusammenfassung von Ernährungs- und Verhaltensempfehlungen erstellt. So können Sie auf einen Blick erkennen, wie Sie Ihr Kind oder Ihren Partner – zusätzlich zur Nährstofftherapie – hilfreich unterstützen können.

Die wichtigsten Ernährungsempfehlungen im Überblick

- Sorgen Sie regelmäßig für mehrere (optimal drei) Mahlzeiten pro Woche mit fetten Kaltwasserfischen (Thunfisch, Aal, Hering, Lachs, Makrele, jeweils 100 g), um die Zufuhr an den Gehirnfettsäuren zu steigern. Konserven, möglichst ohne Marinade und Öl, sind hierfür ebenso geeignet wie frischer, gebratener oder auch geräucherter Fisch.
- Sorgen Sie für drei Fleischmahlzeiten (keine Wurstprodukte) pro Woche (jeweils 100 g), um die Zinkzufuhr zu optimieren.
- Sorgen Sie für reichlich Gemüse und Obst, um die Zufuhr an Magnesium zu optimieren, bieten Sie ferner Nüsse, Mandeln oder Pinienkerne als kleine Zwischenmahlzeit an. Für Kinder ist Kakao als Getränk zwischendurch gut geeignet, allerdings nicht die fertigen zuckerreichen Mischungen. Am besten eignet sich eine Mischung aus entöltem Kakaopulver mit Milch und Süßstoff.
- Nutzen Sie dauerhaft Nährstoffkonzentrate mit Gehirnfettsäuren (DHA, AA, GLA) und den Mineralstoffen Magnesium und Zink, um eine optimale Zufuhr auf sicherem Wege zu gewährleisten.
- Optimal zur Unterstützung der Gehirnentwicklung und zur Vorbeugung von Legasthenie und AD(H)S ist eine erhöhte Zufuhr an Gehirnfettsäuren bereits während der Schwangerschaft und in der Stillzeit.

- Stillen Sie, wenn irgend möglich, Säuglinge über einen Zeitraum von vier bis sechs Monaten. Falls dies nicht möglich ist, sollten Sie eine mit DHA und GLA angereicherte Säuglingsnahrung auswählen oder die Fläschchen mit der Thunfischöl-Nachtkerzenöl-Mischung anreichern (zwei Kapseln anstechen und ausdrücken).
- Zur Vorbeugung und begleitenden Behandlung von Depressionen und bei Burn-out von betroffenen Elternteilen eignen sich die Gehirnfettsäuren und Mineralstoffe in besonderem Maße.
- Reduzieren Sie den Konsum an Weißmehlprodukten, Zucker, Süßigkeiten, zuckerhaltigen Getränken und Kartoffeln.
- Meiden Sie trans-fettsäurehaltige Lebensmittel wie Pommes frites, Chips, Nuss-Nougat-Cremes, gehärtete Bratfette, Butter, Blätterteige, Plätzchen (Hartgebäck).
- Bitte beachten Sie, dass die Nährstofftherapie eine Dauerbehandlung ist, die optimale Ergebnisse nur dann erzielt, wenn sie konsequent durchgeführt wird.

Machen Sie sich das Leben leichter!

Intelligenz ist lange Zeit viel zu einseitig definiert worden. Bei AD(H)S-Kindern sollten vor allem auch außerschulische Fähigkeiten gefördert und gelobt werden.
Howard Gardner, Professor für Kognitive Psychologie an der Universität Harvard in Massachusetts, hat sich mit seiner Theorie der vielfachen (multiplen) Intelligenzen einen Namen gemacht. Seiner Ansicht nach beschränkt sich Intelligenz nicht auf die sprachlichen und logisch-analytischen Fähigkeiten, die in der Schule gefördert und beurteilt werden, sondern umfasst auch verschiedene andere Formen und Fähigkeiten wie z. B. die künstlerische Kreativität, das räumliche Vorstellungsvermögen, eine Sensibilität für Naturphänomene, musikalische Intelligenz und Körperintelligenz oder die Fähigkeit, andere zu verstehen und zu führen.

*** Tipp ...**

Auf unserer Homepage www.adhs-legasthenie.de finden Sie Tipps für den Unterricht und zum Lernen als kostenloses Download.

Es gibt viele Formen von Intelligenz

In den meisten Schulen konzentriert sich der Unterricht ausschließlich auf die sprachliche und logisch-mathematische Intelligenz und deren Förderung, während die anderen Fähigkeiten brachliegen. Für Erfolg im Leben – wie immer man das auch definieren mag – sind andere Fähigkeiten weit bedeutsamer. Worauf es in der Begleitung von AD(H)S- und Legasthenie-Kindern durch die Eltern ankommt, ist, alle Intelligenzformen gleichermaßen zu entwickeln und zu unterstützen.

Feste Regeln sind wichtig!

Die Art und Weise, wie Menschen lernen, ist unterschiedlich. Sehen, hören, berühren, etwas tun – die Lernstrategien variieren stark. Manch einer muss sich eine Sache zunächst ansehen, braucht ein Bild, während ein anderer mit einem Bild nichts anfangen kann, sondern auf erklärende Worte wartet, und ein Dritter eine Sache erst lernt, wenn er sie durchgeführt hat. Es ist daher wichtig, den Unterricht oder das Leben zu Hause kreativ zu gestalten und die entsprechenden Lernstrategien zu fördern.
Am besten entwickeln sich AD(H)S-Kinder in einem liebevollen Elternhaus mit festen Regeln. Wichtig sind verbindliche Abmachungen, die dem Kind auch immer wieder verdeutlichen, warum bestimmte Verhaltensweisen akzeptabel sind und andere nicht. Die Selbstkontrolle von AD(H)S-Kindern ist mal mehr, mal weniger ausgeprägt, sie können sie nicht steuern. Daher dauert es viel länger als bei ihren gesunden Altersgenossen, bis Kinder mit AD(H)S bestimmte Regeln verinnerlicht haben. Wie der amerikanische Schulpsychologe Paul Weingartner einmal sagte: Eltern eines AD(H)S-Kindes zu sein, ist wie Wildwasserfahren mit einem Kanu auf unbekanntem Gewässer.

Multimodale Therapie bei AD(H)S und Legasthenie

Entscheidend wichtig für eine erfolgreiche AD(H)S-Behandlung ist der so genannte multimodale Therapieansatz. Das bedeutet, verschiedene Therapiemethoden werden zum bestmöglichen Nutzen der Patienten miteinander kombiniert. Diesem Prinzip liegt die Erfahrung zu Grunde, dass sich die Effekte der einzelnen Methoden, wenn man sie gemeinsam anwendet, nicht nur addieren, sondern gegenseitig verstärken. Die wichtigsten Therapieverfahren sind neben der Nährstofftherapie das Elterntraining, die Verhaltenstherapie, die Ergotherapie und Ausdauersportarten sowie gegebenenfalls eine medikamentöse Behandlung. Die Nährstofftherapie sollte als Basisbehandlung die Grundlage für alle weiteren therapeutischen Optionen bilden.

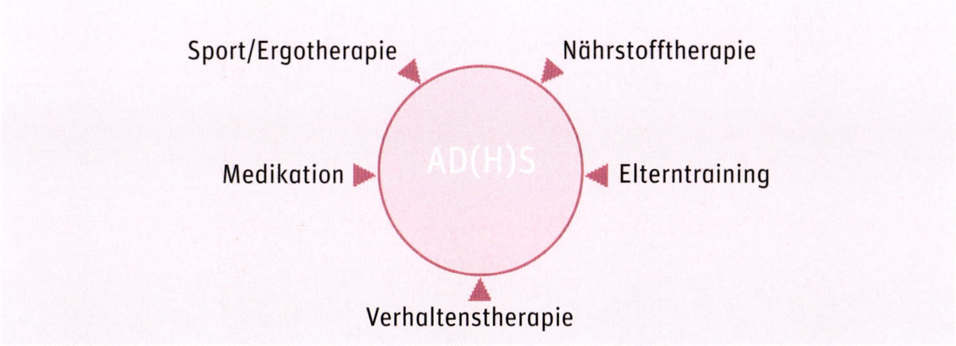

Wie finde ich den richtigen Arzt?

Diese Frage ist leider nicht einfach zu beantworten, denn eine spezielle Qualifikation für die Diagnose und Behandlung von AD(H)S und Legasthenie existiert bislang nicht. Erfahrungsgemäß melden sich die meisten Eltern bei Auffälligkeiten zunächst beim Kinderarzt, in der Regel, wenn das Kind vier Jahre alt ist. Erst im Alter von etwa acht Jahren wird das Kind dann einem Kinder- und Jugendpsychiater oder Psychologen vorgestellt. Wichtig ist, dass Sie einen Mediziner mit ausreichender Behandlungserfahrung auf diesem Gebiet aufsuchen. Die Diagnose AD(H)S muss absolut zuverlässig gestellt werden, damit nicht vorschnell eine medikamentöse Behandlung eingeleitet wird, die bei einer Fehldiagnose unter Umständen schwere Schäden verursachen kann. Nach erfahrenen Ärzten in Ihrer Umgebung können Sie sich am besten bei einer Selbsthilfegruppe vor Ort erkundigen, denn aus der erlebten Erfahrung heraus kommen die besten Empfehlungen.

!

Allgemeine Verhaltensempfehlungen bei AD(H)S

Wenn Sie folgende Regeln beherzigen, können Sie sich den Alltag mit einem AD(H)S-Kind erleichtern.

- **Schaffen Sie verlässliche Tagespläne mit festen Zeiten** für das Aufstehen, Frühstück, Waschen, Schule, Hausaufgaben, Spielen und Zu-Bett-Gehen.
- **Geben Sie viel Zuwendung und Lob,** um das gestörte Selbstvertrauen der Kinder zu stärken. Versuchen Sie Ihr Kind häufig zu loben, auch für kleinste Fortschritte. Dieses Lob muss aber ehrlich gemeint sein, denn mit falschem Lob erreichen Sie das Gegenteil. Die Kinder spüren es sofort.
- **Fördern Sie neben Lesen, Schreiben und Rechnen** gezielt auch andere Fähigkeiten Ihres Kindes wie z. B. Sport, Musik oder Kunst.
- **Auch wenn Sie viel loben,** wird Ihr Kind – wie jedes andere Kind auch – immer wieder ein Verhalten zeigen, das Sie nicht akzeptieren können. Es ist wichtig, dies zu erklären und sofort Konsequenzen zu ziehen. Machen Sie deutlich, dass unakzeptables Verhalten zu »Auszeiten« führt. Suchen Sie sich einen möglichst langweiligen Platz in der Wohnung oder im Haus, wo Ihr Kind nicht abgelenkt werden kann. Das Kinderzimmer ist hierfür ungeeignet, da dort zu viel Beschäftigung möglich ist. Fünf Minuten reichen meist, ansonsten gibt es eine Verlängerung. Da die Kinder kein Zeitgefühl haben und eine reizarme Umgebung bei AD(H)S schwer zu ertragen ist, handelt es sich um ein wirksames Disziplinierungsinstrument.
- **Seien Sie konsequent und penetrant.** Sie werden das Verhalten Ihres Kindes nicht über Nacht ändern. Beharrlichkeit ist der Vater des Erfolgs.
- **AD(H)S-Kinder brauchen wenig Schlaf.** Wenn Sie die Kinder zu Bett bringen und sie mehrfach wieder aufstehen, dann sollten Sie sie nicht ermahnen. Es ist erfolgversprechender, wenn Sie eine Geschichte vorlesen, Bücher anschauen lassen oder eine Kinderkassette einlegen. Es ist wichtig, ein Ritual einzuführen, das sich jeden Tag wiederholt und das beruhigend wirkt.

- **Schließen Sie Kostbarkeiten im Haus** (Vasen, elektronische Geräte etc.) sicher weg, denn Unfälle und Ungeschicklichkeiten sind bei AD(H)S und Legasthenie an der Tagesordnung. Wenn trotzdem etwas passiert, sollten Sie nicht überreagieren!
- **Machen Sie das AD(H)S-Kind nicht zum Sündenbock** in der Familie.
- **Tolerieren Sie einen gewissen Grad an Unordnung.** Das Aufräumen oder Saubermachen des Kinderzimmers sollten Sie nur mit Einverständnis und Hilfe des Kindes erledigen.
- **Computerspiele** können eine ausgezeichnete Möglichkeit sein, die Konzentrationsfähigkeit zu fördern. Aggressive Kampfspiele sollten aber gemieden werden. Am besten, Sie wählen die Spiele gemeinsam aus und spielen auch mal zusammen.
- **Widmen Sie dem Kind gezielt Aufmerksamkeit.** Unternehmen Sie etwas, und sei es nur ein Spaziergang, gehen Sie mit ihm schwimmen oder organisieren Sie ein Treffen von Spielkameraden.
- **Sorgen Sie für ausreichende Bewegungsmöglichkeiten** in der Freizeit.
- **Vergessen Sie nicht den Rest der Familie,** weil es sonst sein kann, dass Geschwister aus Eifersucht andere emotionale Probleme entwickeln, um die Aufmerksamkeit auf sich zu ziehen.
- **Suchen Sie sich eine AD(H)S-Selbsthilfegruppe.** Es erleichtert ungemein, mit anderen über die täglichen kleinen Kämpfe zu sprechen. Ältere Gruppenmitglieder können oft wertvolle Tipps geben, die Ihren Kindern helfen.
- **Suchen Sie sich »Tankstellen«,** um Ihre persönlichen Energien wieder aufzufrischen. Es nützt weder den Kindern noch dem Rest der Familie, wenn Sie irgendwann völlig »ausgebrannt« sind. Versuchen Sie daher Verwandte und Freunde mit in die Betreuung einzubeziehen, sodass Freiräume für Sie entstehen.
- **Wenn Sie Übungen mit Ihrem Kind durchführen,** beginnen und beenden Sie sie stets mit einem kleinen Erfolgserlebnis, etwas, von dem Sie sicher sind, dass Ihr Kind es beherrscht.
- **Ertragen Sie geduldig die Langsamkeit,** mit der z. B. Hausaufgaben gemacht werden.
- **Schalten Sie Störfaktoren ab,** sodass sich Ihr Kind auf eine Aufgabe konzen-

trieren kann (ohne Fernsehen, Radio etc). Führen Sie die Regel ein, dass Ihr Kind den Schreibtisch vor und nach der Arbeit völlig leer räumt.

- **Machen Sie Pausen bei den Hausaufgaben.** Niemand kann besser beurteilen als Sie selbst, wie lange die Aufmerksamkeitsspanne bei Ihrem Kind anhält. Wenn nach 15 Minuten nichts mehr geht, macht es keinen Sinn, weiter fortzufahren, denn für das Kind werden die Hausaufgaben damit zur Qual.
- **Wenn das Kind von der Schule nach Hause kommt,** sorgen Sie für eine gewisse Routine. Legen Sie den Schulranzen auf den Kinderschreibtisch und vermeiden Sie aufregende Spiele oder Herumtollen vor den Hausarbeiten, weil die Aufmerksamkeit dadurch geschwächt wird.
- **Achten Sie darauf, dass Ihr Kind in der Klasse weit vorn sitzt,** damit es möglichst wenig abgelenkt werden kann.
- **Ihr Kind sollte in der Schule** möglichst neben Mitschülern sitzen, die ein gutes Rollenvorbild bieten. Sprechen Sie mit den Lehrern darüber.
- **Fragen Sie die Lehrer,** inwieweit kleine Bewegungseinheiten zwischen den einzelnen Lektionen möglich sind, um dem Bewegungsdrang Ihres Kindes entgegenzukommen. Eine gute Möglichkeit besteht darin, dafür zu sorgen, dass Ihr Kind Aufgaben in der Klasse übernimmt, die ihm erlauben, sich auch während des Unterrichts zu bewegen. Das signalisiert dem Kind, gebraucht zu werden, und hilft dabei, den Bewegungsdrang abzubauen.
- **Strukturieren Sie Aufgaben** in Einzelschritte, die das Kind besser bewältigen kann und die seiner Aufmerksamkeitsspanne angepasst sind.
- **Weisen Sie das Kind vor einer wichtigen Aussage darauf hin,** dass es nun genau zuhören soll.
- **Geben Sie immer nur eine Anweisung allein.** Formulieren Sie sie klar und unmissverständlich.
- **Arbeiten Sie in den Schulbüchern** und Heften mit Farben und versuchen Sie so viele Sinnessysteme wie möglich zum Lernen mit einzusetzen.
- **Nutzen Sie Lernhilfen** wie Computer, Rekorder, Rechner, soweit zulässig.
- **Hilfreich ist auch,** wenn Sie die Lehrer dazu anregen, Gruppenarbeiten zu zweit in der Klasse zu machen. Das entlastet den Lehrer und sorgt dafür, dass Ihr Kind Rückmeldung und Hilfe vom Partner erhält.

Empfehlungen bei Legasthenie

- **Sorgen Sie für regelmäßige Termine,** an denen Sie Lesen üben.
- **Wählen Sie Spiele oder Lernspiele aus,** wie z. B. Monopoly oder Quiz-Spiele, bei denen Ihr Kind lesen muss. Loben Sie viel und tadeln Sie gezielt. Wenn kleinere Fehler, z. B. beim Buchstabieren, gemacht werden, dann loben Sie die 95 Prozent, die Ihr Kind schon richtig gemacht hat, statt die fünf Prozent Fehler zu betonen.
- **Bitten Sie Ihr Kind beim Lesenüben,** dass es zunächst einen Absatz liest, um zu verstehen, worum es geht, und danach noch ein zweites Mal für die Details.
- **Nutzen Sie gezielt Merkhilfen**. Zum Lernen der Monatsabfolge oder des Alphabets sind Kinderlieder bzw. Reime ganz hilfreich.
- **Verwenden Sie zum Lesen eine weiße Karteikarte,** aus der Sie einen kleinen Schlitz herausschneiden. Dadurch fällt es manchen Kindern leichter, sich auf ein Wort zu konzentrieren, ohne dass die anderen Buchstaben herumtanzen.
- **Nutzen Sie Wortspiele** zur Sprachentwicklung des Kindes, z. B. gegensätzliche Begriffe zu finden (heiß – kalt, hoch – tief, gerade – schräg).
- **Verwenden Sie Farben,** um beispielsweise Silben zu markieren. Die Farbe hilft dabei, die Unterschiede einzuprägen.
- **Um die Konfusion zwischen rechts und links zu beenden**, können Sie Ihr Kind eine Uhr immer am gleichen Handgelenk tragen lassen.
- **Malen Sie Buchstaben** auf die Wange Ihres Kindes. Auf diese Weise kann das Kind den Unterschied zwischen b, d und q auch fühlen.

Eltern-Fragebogen

(Conners u.a. 1978, bearbeitet von H.-C. Steinhausen)

Name, Vorname: Alter: Datum:

Bitte beurteilen Sie das Kind hinsichtlich der unten aufgeführten Verhaltensmerkmale auf der vorgegebenen Antwortskala. Lassen Sie bitte kein Merkmal aus. Vielen Dank für Ihre Mitarbeit!

	überhaupt nicht	ein wenig	ziemlich stark	sehr
1. zupft an Dingen (Nagel, Finger, Haare, Kleidung)	0	1	2	3
2. ist frech zu Erwachsenen	0	1	2	3
3. hat Probleme, Freundschaften zu schließen oder zu halten	0	1	2	3
4. ist erregbar, impulsiv	0	1	2	3
5. will immer bestimmen	0	1	2	3
6. lutscht oder kaut (Daumen, Kleidung, Decken)	0	1	2	3
7. weint leicht und häufig	0	1	2	3
8. fühlt sich ständig angegriffen	0	1	2	3
9. hat Tagträume	0	1	2	3
10. hat Lernschwierigkeiten	0	1	2	3
11. ist unruhig im Sinne von zappelig	0	1	2	3
12. ist furchtsam (vor neuen Situationen, Leuten oder Plätzen, vor dem Schulweg)	0	1	2	3
13. ist unruhig, immer auf dem Sprung	0	1	2	3
14. ist zerstörerisch	0	1	2	3
15. erzählt Lügen oder unwahre Geschichten	0	1	2	3
16. ist schüchtern	0	1	2	3
17. gerät in mehr Schwierigkeiten als andere Gleichaltrige	0	1	2	3

	überhaupt nicht	ein wenig	ziemlich stark	sehr
18. spricht anders als andere Gleichaltrige (Babysprache, Stottern, schwer verständlich)	0	1	2	3
19. verleugnet Fehler oder beschuldigt andere	0	1	2	3
20. ist streitsüchtig	0	1	2	3
21. mault und schmollt oft	0	1	2	3
22. stiehlt	0	1	2	3
23. ist ungehorsam oder gehorcht nur widerwillig	0	1	2	3
24. sorgt sich mehr als andere (über Alleinsein, Krankheit oder Tod)	0	1	2	3
25. bringt angefangene Dinge nicht zu Ende	0	1	2	3
26. hat leicht verletzte Gefühle	0	1	2	3
27. tyrannisiert andere	0	1	2	3
28. kann eine sich wiederholende Aktivität nicht beenden	0	1	2	3
29. ist grausam	0	1	2	3
30. ist kindlich oder unreif (möchte nicht erforderliche Hilfen, klammert sich an, braucht ständige Beruhigung)	0	1	2	3
31. ist ablenkbar und hat eine kurze Aufmerksamkeitsspanne	0	1	2	3
32. hat Kopfschmerzen	0	1	2	2
33. hat schnelle und ausgeprägte Stimmungswechsel	0	1	2	3
34. mag oder befolgt Regeln und Einschränkungen nicht	0	1	2	3
35. kämpft ständig	0	1	2	3
36. kommt mit Geschwistern nicht gut aus	0	1	2	3
37. ist bei Bemühungen leicht frustriert	0	1	2	3
38. stört andere Kinder	0	1	2	3

	überhaupt nicht	ein wenig	ziemlich stark	sehr
39. ist grundsätzlich ein fröhliches Kind	0	1	2	3
40. hat Essprobleme (schlechter Appetit, Unterbrechungen beim Essen)	0	1	2	3
41. hat Bauchschmerzen	0	1	2	3
42. hat Schlafprobleme (kann nicht einschlafen, wacht zu früh auf, wacht in der Nacht auf)	0	1	2	3
43. hat andere Schmerzen	0	1	2	3
44. hat Erbrechen oder Übelkeit	0	1	2	3
45. fühlt sich im Familienkreis betrogen	0	1	2	3
46. prahlt und gibt an	0	1	2	3
47. lässt sich herumstoßen	0	1	2	3
48. hat Darmprobleme (häufiger, dünner Stuhl, unregelmäßige Gewohnheiten, Verstopfung)	0	1	2	3

Auswertung des Eltern-Fragebogens

Die einzelnen Merkmale werden gemäß der Gewichtung von 0 bis 3 zu einem Gesamtwert verrechnet. Häufungen im Bereich 3 lassen mit hoher Wahrscheinlichkeit auf die Diagnose AD(H)S schließen. Ferner können vier Skalenwerte berechnet werden:

I Verhaltensprobleme:

Merkmale 2, 3, 5, 8, 14, 17, 19, 20, 21, 22, 23, 27, 29, 33, 34, 35, 36, 39, 45, 46

II Hyperaktivität/Aufmerksamkeitsdefizit:

Merkmale 4, 11, 13, 15, 25, 28, 31, 38

III Angst:

Merkmale 1, 7, 12, 16, 26, 30, 37

IV Psychosomatische Beschwerden:

Merkmale 24, 32, 41, 43, 44, 48

Adressen

Nachfolgend sind die Adressen von Bundesverbänden verschiedener Selbsthilfegruppen in Deutschland, Österreich und der Schweiz aufgeführt. Sie können dort nach Gruppen und Informationsmöglichkeiten in Ihrer Nähe fragen.

Bundesverband
Arbeitskreis Überaktives Kind e.V.
Postfach 41 07 24
12117 Berlin
Telefon: (030) 85605902
Fax: (030) 85605970
Internet: www.bv-auek.de

Treffpunkt für AD(H)S/POS-Erwachsene im Bezirk Wohlen/Bremgarten AG (CH)
Selbsthilfezentrum Aargau
Rütistraße 3A, 2. Stock,
CH-5400 Baden
Telefon: (056) 2030020
Fax: (056) 2030021
E-Mail: selbsthilfe.ag@frauenzentrale.ch

Bundesverband Legasthenie und Dyskalkulie e.V.
Königstraße 31
30175 Hannover
Telefon: (0511) 318738
Fax: (0511) 318739
E-Mail: info@legasthenie.net

Österreichischer Bundesverband Legasthenie
c/o Mag. Magda Klein-Strasser
Rosentalgasse 13/11
A-1140 Wien
Telefon: (01) 91132770
E-Mail: info@legasthenie.org

Danksagung

Ganz besonders herzlich möchten wir uns an dieser Stelle bei Frau Simone Pelzer und Frau Andrea Schröder aus der Eltern-Selbsthilfegruppe für Kinder mit AD(H)S in Neuss für die vielen Anregungen und Hinweise bedanken.

Bedanken möchten wir uns auch bei der Heilpädagogischen Praxis Baumgartner, Kaiserstr. 47a, 42781 Haan für die Anregungen zur Videodiagnostik.

Quellenangaben

1 Diagnostic and Statistical Manual of Mental Disorders, 4. Auflage.
2 Still, G. F.: The Culostian Lectures on Some Abnormal Psychical Conditions in Children, Lancet I. 1902, 1008–1012.
3 Aus Skrodzki, K.: Das Hyperkinetische Syndrom, zitiert in einem Artikel von Schulz, Jürgen: AD(H)S, das »Zappelphilipp-Syndrom« – Ursachen und therapeutische Möglichkeiten, Zeitschrift Naturheilpraxis 11, 2002, 1572.
4 http://www.adhs-legasthenie.de.
5 Connors' Adult ADHD Rating Scales.
6 Wender Utah Rating Scale, die Bewertungsskala nach Dr. Paul W. Wender aus Utah.
7 Connors, C. K., Erhardt, D., Sparrow, E.: Connors' Adult ADHD Rating Scales (CAARS). Multi-Health-Systems, North Tonawanda 1999.
8 Ward, M. F., Wender, P. H., Reimherr, F. W.: The Wender Utah Rating Scale: An Aid in the Retrospective Diagnosis of Childhood Attention Deficit Hyperactivity Disorder, Am. J. Psychiatry 150, 1993, 885–890.
9 In Anlehnung an Krause, J., Krause, K.-H.: AD(H)S im Erwachsenenalter. Die Aufmerksamkeitsdefizit-/Hyperaktivitätsstörung bei Erwachsenen, Stuttgart 2003, 28–31.
10 Aus: Dummer-Smoch, L., Breuer, H., Weuffen, M.: Ratgeber Legasthenie für Eltern, Lehrer und alle, die diagnostisch oder therapeutisch für das Kind Verantwortung tragen. Mit Unterstützung der Duden-Redaktion, www.duden.de.
11 Pennington, B. F., Gilger, J. u.a.: Evidence for a Major Gene Transmission of Developmental Dyslexia, JAMA 18, 1991, 1527–1534.
12 Spivak, B., Vered, Y. u.a.: Circulatory Levels of Catecholamines, Serotonin and Lipids in Attention Deficit Hyperactivity Disorder, Acta Psychiatr. Scand 99, 1999, 300–304.
13 Holsboer-Trachsler, E., Vanoni, Ch.: Depression und Schlafstörung in der Praxis, MCG, Binningen 1998.
14 Diese Zahl stammt aus einer Studie zur »Untersuchung der Arzneimittel-Versorgung von Kindern mit hyperkinetischen Störungen anhand von Leistungsdaten der GKV« durchgeführt im Auftrag der Bundesregierung als Kooperationsprojekt der Universitäten Bremen, Zentrum für Public Health, und Ulm, Klinik und Poliklinik für Kinder- und Jugendpsychiatrie/Psychotherapie, und veröffentlicht im Dezember 2002.
15 Bundesgesundheitsministerium: Zu großer Arzneimittelverbrauch für hyperaktive Kinder, Deutsche Apotheker Zeitung 34, 2001, 3937–3941.
16 Döpfner, M., Frölich, J., Lehmkuhl, G.: Hyperkinetische Störungen. Hogrefe u.a. 2000, 26.
17 Fachinformation aus dem Arzneimittel-Kompendium der Schweiz, Firma Novartis.
18 Sinngemäße Übersetzung: Baumgaertel, A.: Alternative and Controversial Treatments for Attention-Deficit/Hyperactivity Disorder, Pediatric Clinics of North America 46,5, 1999, 977–992.
19 Spencer, Thomas T. u.a.: Effectiveness and Tolerability of Atomoxetine in Adults with Attention Deficit Hyperactivity Disorder, Am. J. Psychiatry 155, 1998, 693–695; Michelson, D. u.a.: Atomoxetine in the Treatment of Children and Adolescents with Attention Deficit Hyperactivity Disorder. A Randomised Placebo Controlled Dose Response Study, Paediatrics 108, 2001, U33–U41. Micromedex® Drugdex® online, Stand 24.10.2003; Chouinard, G. u.a.: An Early Face to Clinical Trial of Atomoxetine in the Treatment of Newly Admitted Depressed Patients, Psychopharmacol. 83, 1994, 126–128.
20 Hibbeln, J. R., Linnoila, M. u.a.: Essential Fatty Acids Predict Metabolites of Serotonin and Dopamin in Cerebrospinal Fluid among Healthy Control Subjects, and Early- and Late-Onset Alcoholics, Biol. Psychiatry 44, 1998, 235–242.

21 Cordain, L., Miller, J., Mann, N.: Scant Evidence of Periodic Starvation among Hunter-Gatherers, Diabetologia 42, 1999, 383–384; Angel, L.: Health as a Crucial Factor in the Changes from Hunting to Developed Farming in the Eastern Mediterranean, in: Cohen, M., Armelagos, G. (Hrg.), Paleopathology at the Origins of the Agriculture, Orlando 1984, 51–73.

22 Cohen, M. N., Armelagos, G. J.: Paleopathology at the Origins of Agriculture, New York 1984, 585–601; Cassidy, C. M.: Nutrition and Health in Agriculturists and Hunter-Gatherers: A Case Study of Two Prehistoric Populations, in: Jerome, N. W. u. a.: Nutrititional Anthropology: Contemporary Approaches to Diet and Culture, Redgrave u. a. 1980, 117–146; Lallo, J. W., Armelagos, G. J., Mensforth, R. P.: The Role of Diet, Disease and Physiology in the Origin of Porotic Hyperostosis, Hum. Biol. 49, 1977, 471–483.

23 Leicht modifiziert nach Weber, P. C.: Epidemiologische und biochemische Studien über n-3-Fettsäuren in der Prävention der Artheriosklerose, Internist 30, 1989, 283–290.

24 Colquhoun, I., Bunday, S.: A Lack of Essential Fatty Acids as a Possible Cause of Hyperactivity in Children, Medical Hypothesis 7, 1981, 673–679.

25 Mitchell, E. A., Aman, M. G. u. a.: Clinical Characteristics and Serum Essential Fatty Acid Levels in Hyperactive Children, Clinical Pediatrics 26,8, 1987, 406–411.

26 Stevens, L. J., Zentall, S. S. u. a.: Essential Fatty Acid Metabolism in Boys with Attention-Deficit Hyperactivity Disorder, Am. J. Clin. Nutr. 62, 1995, 761–768.

27 Richardson, A. J., Calvin, C. M. u. a.: Fatty Acid Deficiency Signs Predict the Severity of Reading and Related Difficulties in Dyslexic Children, Prostaglandins, Leukotrienes and Essential Fatty Acids 63, 2000, 69–74.

28 Arnold, L. E., Kleykamp, D. u. a.: Potential Link Between Dietary Intake of Fatty Acids and Behaviour: Pilot Exploration of Serum Lipids in Attention-Deficit Hyperactivity Disorder, Journal of Child and Adolescent Psychopharmacology 4,3, 1994, 171–182.

29 Kozielec, T., Starobrat-Hermelin, B., Kotkowiak, L.: Certain Trace Element Deficiencies in Children with Hyperactivity, Psychiatria Polska 28,3, 1994, 345–353.

30 Kozielec, T., Starobrat-Hermelin, B.: Assessment of Magnesium Levels in Children with Attention Deficit Hyperactivity Disorder, Magnesium Research 10,2, 1997, 143–148.

31 Nizankowska-Blaz, T., Korczowski, R. u. a.: Poziom magnezu w surowicy krwi u dzieci województwa rzeszowskiego (Level of Magnesium in Blood Serum in Children from the Province of Rzesz'ow), Wiadomosci lekarskie, organ Polskiego Towarzystwa Lekarskiego, 46,3–4, 1993, 120–122.

32 Schmidt, M. E., Kruesi, M. J. P. u. a.: Effect of Dextroamphetamine and Methylphenidate on Calcium and Magnesium Concentration in Hyperactive Boys, Psychiatric Research, 54, 1994, 199–210.

33 Meletis, C. D.: Attention-Deficit/Hyperactivity Disorder in Children. Nutritional Perspectives, Alternative & Complementary Therapies 6, 2000, 315–320, und auch bei Starobrat-Hermelin, B., Kozielec, T.: The Effects of Magnesium Supplementation on Hyperactivity in Children with Attention Deficit Hyperactivity Disorder (ADHD). Positive Response to Magnesium Oral Loading Test, Magnesium Research 10,2, 1997, 149–156.

34 Arnold, L. E., Pinkham, S. M., Votolato N.: Does Zinc Moderate Essential Fatty Acid and Amphetamine Treatment of Attention-Deficit/Hyperactivity Disorder?, Journal of Child and Adolescent Psychopharmacology 10,2, 2000, 111–117; Akhondzadeh, M. K.: Zinc Sulfate as an Adjunct to Methylphenidate for the Treatment of Attention Deficit Hyperactivity Disorder in Children: A Double Blind and Randomized Trial, BMC Psychiatry 4, 2004, 9.

35 Bekaroglu, M., Aslan, Y. u.a.: Relationship between Serum Fatty Acids and Zinc and Attention-Deficite Hyperactivity Disorder: A Research Note, J. Child Psychol. Psychiatry 37,2, 1996, 225–227.
36 Hibbeln, J. R., Umhau, J. C. u.a.: A Replication Study of Violent and Nonviolent Subjects: Cerebrospinal Fluid Metabolites of Serotonin and Dopamine Are Predicted by Plasma Essential Fatty Acids, Biological Psychiatry 44, 1998, 243–249.
37 Weidner, G., Connor, S. L. u.a.: Improvements in Hostility and Depression in Relation to Dietary Change and Cholesterol Lowering, Ann. Intern. Med. 117, 1992, 820–823.
38 Hibbeln, J. R., Umhau, J. C. u.a.: A Replication Study of Violent and Nonviolent Subjects: Cerebrospinal Fluid Metabolites of Serotonin and Dopamine Are Predicted by Plasma Essential Fatty Acids, Biological Psychiatry 44, 1998, 243–249.
39 Richardson, A. J., Puri, B. K.: A Randomized Double-Blind, Placebo-Controlled Study of the Effects of Supplementation with Highly Unsaturated Fatty Acids on ADHD-Related Symptoms in Children with Specific Learning Difficulties, Progress in Neuro-Psychopharmacology & Biological Psychiatry 26, 2002, 233–239.
40 Richardson, A. J., Puri, B. K.: The Potential Role of Fatty Acids in Attention Deficit/Hyperactivity Disorder, Prostaglandins, Leukotrienes and Essential Fatty Acids 63,1/2, 2000, 79–87.
41 Arnold, E. L., Kleykamp, D. u .a.: Potential Link Between Dietary Intake of Fatty Acids and Behaviour: Pilot Exploration of Serum Lipids in Attention-Deficit Hyperactivity Disorder, Journal of Child and Adolescent Psychopharmacology 4,3, 1994, 171–182.
42 Voigt, R. G., Llorente, A. M. u.a.: A Randomized, Double-Blind, Placebo-Controlled Trial of Docosahexaenoic Acid Supplementation in Children with Attention-Deficit/Hyperactivity Disorder, Journal of Pediatrics 139,2, 2001, 189–196.
43 Bundesinstitut für gesundheitlichen Verbraucherschutz und Veterinärmedizin, Pressemitteilung 08/2002, www.bgvv.de.
44 In Anlehnung an Ludwig, D. S.: Dietary Glycemic Index and Obesity, J. Nutr. 130, 2000, 280S–283S; Willett, W. C.: Eat, Drink and Be Healthy, The Harvard Medical School Guide to Healthy Eating, New York u.a. 2001.
45 Mann, N.: Dietary Lean Red Meat and Human Evolution, Europ. J. Nutr. 39, 2000, 1–9; Mezzano, D., Munoz, X., u.a.: Vegetarians and Cardiovascular Risk Factors: Homostasis, Inflammatory Markers and Plasma Homocysteine, Thromb. Haemost 81, 1999, 913–917; Reddy, S., Sanders, T. A., Obeid, O.: The Influence of Maternal Vegetarian Diet on Essential Fatty Acid Status of the Newborn, Eur. J. Clin. Nutr. 48, 1994, 358–368; Caggiula, A. W., Mustad, V. A.: Effects of Dietary Fat and Fatty Acids on Coronary Artery Disease Risk and Total and Lipoprotein Cholesterol Concentrations: Epidemiologic Studies, Am. J. Clin. Nutr. 65, 1997, 1597S–1610S; Uauy, R. D., Birch, D. G. u.a.: Effect of Dietary Omega-3-Fatty Acids on Retinal Function of Very-Low-Birth-Weight Neonates, Pediatr. Res. 28, 1990, 485–492.
46 Baumgaertel, A.: Alternative and Controversial Treatments for Attention-Deficit/Hyperactivity Disorder, Pediatric Clinics of North America 46,5, 1999, 977–992.
47 Van der Merwe, C. F.: Allergy in Children with Learning Disabilities and Hyperactivity, South African Medical Journal 92,2, 2002, 663–664.
48 Henninger, M., Ulberth, F.: Gehalt von trans-Fettsäuren in Fertignahrung, Z. Ernährungswiss. 36, 1997, 161–168; Pfalzgraf, A., Timm M., Steinhart H.: Gehalte von trans-Fettsäuren in Lebensmitteln, Z. Ernährungswiss. 33, 1994, 24–43.
49 Nach Festl, B.: trans-Fettsäuren in den von Kindern verzehrten Brotaufstrichen und -belägen. Diplomarbeit an der Kinderpoliklinik, München 1993.

Register

Impressum

Die Autoren

Dr. Georg Keller
Postfach 101619, 41548 Kaarst
Fax: (02131) 796575
E-Mail: info@adhs-legasthenie.de
Internet: www.adhs-legasthenie.de

Kinderarztgemeinschaftspraxis
Marie-Therese Zierau u. Dr. Ina Berkefeld
Venloer Straße 62
41462 Neuss
Telefon: (02131) 915999
Fax: (02131) 915990

Gerne können Sie uns auch zu Vorträgen ansprechen.

Bibliografische Information

der Deutschen Bibliothek

Die Deutsche Bibliothek verzeichnet diese Publikation in der Deutschen Nationalbibliografie; detaillierte bibliografische Daten sind im Internet über http://dnb.ddb.de abrufbar.

Projektleitung: Caroline Colsman
Redaktion: Dr. Petra Riedl, München
Herstellung: Veronika Preisler
Bildredaktion: Sylvie Busche (Ltg.)
Umschlagkonzeption: Dorothee Griesbeck, Die Buchmacher, München
Layoutkonzeption und Satz: Dorothee Griesbeck, Die Buchmacher, München
Reproduktion: Premedia, Wels

Druck und Bindung: Offizin Anderson Nexö, Leipzig

Printed in Germany

ISBN-13: 978-3-426-66935-8
ISBN-10: 3-426-66935-8

5 4 3

Bildnachweis

Umschlagfoto: Corbis/Zefa/Grace

Fotos: BananaStock S. 79, S. 88; ComBox/Bridgemanart.com/Peter Anton Lorenzoni S. 22; Corbis/zefa/Grace S. 108/109, Corbis S. 101, S. 110; GettyImages/The Image Bank/Ross Whitaker S. 4/Photographer´s Choice/Gary Vestal S. 92; Hamburger Schreibprobe S. 41; Imago Sportfotodienst/Niehoff S. 38/39; Jahreszeiten Verlag GmbH/Birgit Klemt S. 52/53; MauritiusImages/Paula Ludwig S. 8/StockImage S. 36; PhotoAlto S. 26, S. 40;

Stockbyte S. 54; StockFood/Antje Plewinski S. 90/91; Heidi Velten S. 6/7, S. 18.

Wichtiger Hinweis

Die im Buch veröffentlichten Ratschläge wurden mit größter Sorgfalt von Verfassern und Verlag erarbeitet und geprüft. Eine Garantie kann jedoch nicht übernommen werden. Ebenso ist eine Haftung der Verfasser bzw. des Verlages und seiner Beauftragten für Personen-, Sach- oder Vermögensschäden ausgeschlossen.